U0233469

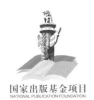

"十四五"时期国家重点出版物出版专项规划项目

脊柱微创外科前沿与创新手术丛书

单侧双通道脊柱内镜技术

Unilateral Biportal Endoscopy

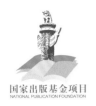

"十四五"时期国家重点出版物出版专项规划项目
脊柱微创外科前沿与创新手术丛书

单侧双通道脊柱内镜技术
Unilateral Biportal Endoscopy

主　编　张　伟　潘　浩　祝　斌

副主编　朱承跃　　王　栋

编　者（按姓名汉语拼音排序）

鲍剑航　陈惠国　陈亦鹏

程　伟　邓雪琴　高文硕

何永江　胡姝琳　晋清泉

晋　一　李　华　李　想

李娅男　李志林　梁家铭

吕桂萍　彭　亮　戚维辉

曲丕盛　阙　彬　邵荣学

沈俊枫　施倩倩　王　坚

项　东　许锦超　许卫兵

张志敬　周　蓉　朱　杭

乐　军

北京大学医学出版社

DANCE SHUANGTONGDAO JIZHU NEIJING JISHU

图书在版编目（CIP）数据

单侧双通道脊柱内镜技术 / 张伟，潘浩，祝斌主编 .
– 北京：北京大学医学出版社，2024.1
　ISBN 978-7-5659-3012-6

　Ⅰ.①单⋯　Ⅱ.①张⋯ ②潘⋯ ③祝⋯　Ⅲ.①内窥镜—应
用—脊柱病—外科手术　Ⅳ.① R681.5

　中国国家版本馆 CIP 数据核字 (2023) 第 192912 号

单侧双通道脊柱内镜技术

主　　编：张 伟 潘 浩 祝 斌
出版发行：北京大学医学出版社
地　　址：（100191）北京市海淀区学院路 38 号　北京大学医学部院内
电　　话：发行部 010-82802230；图书邮购 010-82802495
网　　址：http：//www.pumpress.com.cn
E — mail：booksale@bjmu.edu.cn
印　　刷：北京金康利印刷有限公司
经　　销：新华书店
责任编辑：冯智勇　　责任校对：靳新强　　责任印制：李 啸
开　　本：889 mm×1194 mm　1/16　印张：13.5　字数：453 千字
版　　次：2024 年 1 月第 1 版　2024 年 1 月第 1 次印刷
书　　号：ISBN 978-7-5659-3012-6
定　　价：180.00 元

前　言

　　人类从直立行走以来，脊柱的椎间盘退变导致的痛苦就一直困扰着芸芸众生。这也催生了很多治疗脊柱退行性病变的技术。这些庞杂的技术种类有些已经为人们所忘却，有些至今还有旺盛的生命力，依然在各种学术交流中为外科医生津津乐道并且不断改进。是不是一个好的技术，除了实践是检验的标准以外，时间也是检验的重要标准。单侧双通道脊柱内镜技术作为一种治疗脊柱退行性疾患的微创技术已经经历过 10 多年的检验，这其中既包括来自临床医生一线的检验，也包括患者个人临床效果的检验。

　　单侧双通道脊柱内镜技术是一种水介质的显微镜手术技术，较之空气介质的显微镜手术技术，它为术者提供了一个更为清晰的操作术野来规避错误的发生。自从该技术于 2018 年进入中国医生的视野，经过各种学习班以及学术会议的培训、推广和宣传，该技术在国内得到了稳定、持续和健康的普及和发展。这最终的原因得益于该技术的根本是一个微创的技术。微创治疗脊柱退变性疾病的要义在于如何保留维持脊柱稳定性的肌肉和关节。放大的术野、水环境的清晰、独立的操作通道等优点确保其安全、高效、微创的技术价值。

　　作为该技术在国内发展的见证者之一，我们很了解目前脊柱内镜医生急需该技术相关的参考书。这本《单侧双通道脊柱内镜技术》作为"脊柱微创外科前沿与创新手术丛书"之一，通过手绘示意图、实际术中照片和手术视频演示，为大家详细介绍了该技术的基本理论、手术环境搭建、手术技术要点及并发症的预防。本书可以作为初学者的参考书籍，指导初学此技术的医生如何安全地开展此类技术。另外，书中也为已经熟练开展此类技术的医生提供了作者在实践中总结的手术经验和实用技巧。希望更多的脊柱内镜医生通过阅读此书掌握单侧双通道脊柱内镜技术，精益求精，为更多的患者解除病痛。

　　书籍的撰写工作难免有不足之处，望广大读者朋友不吝斧正！

张　伟

视频目录

视频资源获取说明

◆ 在使用本书增值服务之前，请您刮开右侧二维码，使用 微信扫码激活。

* 温馨提示：每个激活二维码只能绑定一个微信号。

◆ 扫描对应页码中的二维码观看视频。

目　录

第一章 UBE技术的历史与发展

单侧双通道脊柱内镜（unilateral biportal endoscopy，UBE）技术作为脊柱微创技术的重要分支，是伴随着脊柱疾病诊疗技术的发展需要，并随着人们对脊柱微创技术认识的深入和多学科交叉发展而逐步发展起来的。20世纪80年代初，德国的Hausmann医生提出"髓核镜"的概念，他在椎间盘切除术后使用关节镜观察盘内结构，成为首位使用关节镜记录下椎间盘内影像的医生。1986年，Schreiber首次报道了使用双通道关节镜进行髓核切除术。20世纪80年代中后期开发了一种允许插入45°角器械的通道，但是，这一技术在椎间盘空间内不足以建立充足的空间导致视野不清，且器械活动范围有限，难以摘除后方突出的椎间盘，而且此时的双通道多为双侧双通道技术（即以脊柱为中线，在两侧分别建立工作通道和观察通道），用以处理包容型或中央型间盘突出。

随着光学、电子学和图像技术的发展，关节镜机器操作系统不断改进，高清摄像系统和监视器有利于手术操作，促进了关节镜外科水平的不断提高，拓展了关节镜技术在关节外领域的应用。1996年，De Antoni首次描述了一种使用关节镜系统和器械施行的脊柱后方单侧双通道脊柱内镜技术，称之为"经椎板腰椎硬膜外内镜"（translaminar lumbar epidural endoscopy）技术（图1-0-1），用以进行突出椎间盘的摘除，并详细描述了该技术的八大优势：①具有动态寻找和摘除硬膜外腔椎间盘的能力；②能够检查和清除椎间盘内的髓核；③在L_5-S_1水平，能够避免高髂嵴的阻挡；④切口对皮肤和椎旁肌不产生张力；⑤通过灌注/抽吸系统，止血效果好，术野清晰；⑥一个切口可显露多达3处神经根；⑦受累神经清晰可见，保证手术安全；⑧作为脊柱内镜技术的补充，可进一步扩大脊柱微创手术的适应证。实质上，这与如今我们对脊柱双通道内

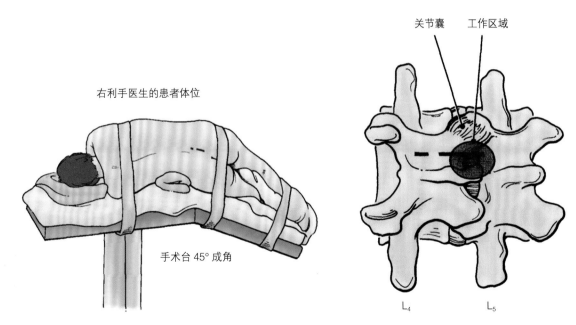

右利手医生的患者体位

手术台45°成角

关节囊　工作区域

L_4　　L_5

图1-0-1　De Antoni描述的单侧双通道脊柱内镜技术体位和手术区域

镜优势的观点相一致。1997 年，出生于肯尼亚的 SG Osman 也在发表的经髂骨入路内镜处理 L_5-S_1 节段的解剖研究中报道了他所使用的单侧双通道脊柱内镜技术，而在当时，Yeung 创立的经由"Kambin 三角"安全区进入椎间盘内进行盘内减压的单通道脊柱内镜操作系统（Yeung endoscopic spine system，YESS）、Hoogland 医生提出的经椎间孔进入椎管直接行神经根松解和减压的 TESSYS 技术和后续 Choi 提出的经皮椎板间入路髓核摘除术（percutaneous endoscopic interlaminar discectomy, PEID）"互补联合"，推动了单通道内镜技术的蓬勃发展。大量的基础、解剖和临床研究在这一时期围绕单通道脊柱内镜展开，并随着内镜系统的升级以及术者技术的精进，单通道脊柱内镜的手术效果和适应证也在不断扩大，已被广泛应用于椎管减压、腰椎融合等手术且逐步应用于颈椎和胸椎，并取得了较为满意的临床效果。因此，Yeung 和 Hoogland 两位先驱发表的论文并未在脊柱内镜界掀起波澜。事实上，Osman 在 1994 年就描述了胸腰椎后外侧关节镜下椎间盘切除术，并确定了入路以及入路的相关解剖，并在 1995—1998 年使用单侧双通道脊柱内镜技术进行胸椎间盘切除术以及胸椎融合，但是直到 2012 年论文才得以问世。一方面，为了取得美国执业医师许可，Osman 不得不在美国接受住院医师培训，由此中断了研究；另一方面，他也担忧当时的脊柱微创外科界对这一微创技术与理念的不热衷。他在文中表述："考虑到当时的技术水平，我们决定等脊柱医生群体更接受这些概念后再发表。"Osman 此后一直致力于发展单侧双通道脊柱内镜手术并敏锐地提出：单侧双通道脊柱内镜技术中操作器械可以独立于镜头并可以使用更大的手术器械（如环钻、刮匙、磨钻等），他认为这些优点便是双通道脊柱内镜相较于单通道脊柱内镜的一种创新（图 1-0-2）。

受 De Antoni 和 Osman 等的研究启发，2001 年，巴林 Awali 医院的医生 Abdul Gaffar 在美国骨科医师学会年会上报道了单侧双通道脊柱内镜技术。2003 年，师从 Abdul Gaffar 的韩国神经外科医生 Jinhwa Eum 在第四届韩日脊柱外科双年会中报道了使用单侧双通道脊柱内镜技术的研究。埃及的 Soliman 医生则称之为"灌注式椎板成形减压术"。而后 10 年，单侧双通道脊柱内镜技术进入由韩国医生推动的快速发展期，并由韩国医生做出了许多改进，包括：①将患者体位由侧卧位改为俯卧位；②使用射频电刀，提高了处理软组织工作效率；③进一步扩大手术适应证：除椎间盘突出外，增加了椎管狭窄、椎间孔狭窄或进行椎间融合等；④将术式正式命名为 UBE（unilateral biportal endoscopy）。

在 2013 年国际脊柱微创学会会议上，Eum 和 Son 首次报道了使用 UBE 技术进行腰椎管减压的研究，并在此后进行了许多探索，如利用 UBE 技术进行腰椎融合（图 1-0-3）、椎间孔减压成形等。他们提出使用 UBE 技术时，如何创建初始工作空间尤

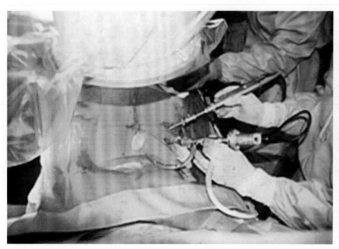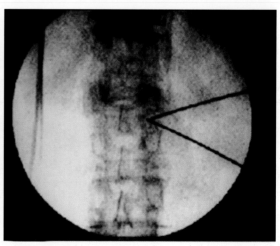

图 1-0-2　Osman 描述的单侧双通道脊柱内镜技术在胸椎手术中的应用

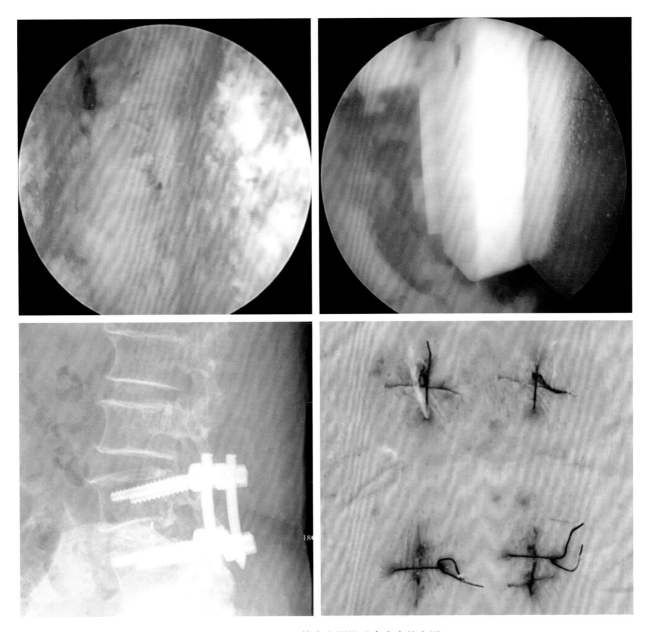

图 1-0-3 UBE 技术在腰椎融合术中的应用

为重要。Son 等提出了 2 个脊柱后侧的潜在间隙：①多裂肌三角。②肌肉与椎板之间的间隙（Son's space），均是初始空间创立的解剖学基础，可以依靠内镜入水的静水压和物理牵拉进一步扩大这个初始工作间隙。在创建工作入路方面，还提出起始着陆点（dock site）应更偏内，即棘突基底部与椎板的结合部而非下关节突与椎板的结合部。此位置位于多裂肌三角内，有天然的脂肪间隙，易于创建初始工作空间，且更易创建对侧减压的工作通道；在完成神经根减压的同时，能够保留同侧及对侧关节突

关节。至此，单侧双通道内镜技术的理论基础和临床技术得到进一步夯实，UBE 技术进入了快速发展时期；Park 和 Son 相继报道了 UBE 技术在神经根型颈椎病患者中取得满意临床疗效（图 1-0-4）。2018 年 Kim 和 Park 相继报道了 UBE 技术在极外侧型椎间盘突出中的应用。2021 年，Heo 通过增加辅助切口，可将 OLIF（oblique lateral interbody fusion）术中使用的大号融合器植入椎间隙内。我国学者也做出了自己的贡献，张伟教授不仅提出了"quarterback-K-portal"用于保护神经根和指导融合器中置，还发

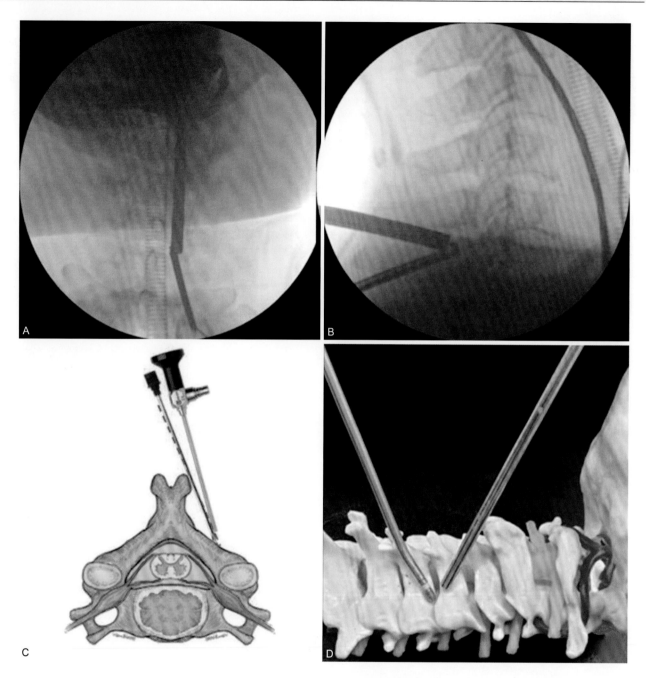

图 1-0-4　UBE 技术在神经根型颈椎病中的应用

明了 Zhang's portal。通过该辅助通道，术者可更便捷地完成对侧侧隐窝的减压，置入双融合器。此外，UBE 技术也被拓展应用于腰椎关节突关节滑膜囊肿、硬膜外脂肪增多症以及硬膜外血肿等脊柱疾病的治疗。

　　随着越来越多的脊柱外科医生关注、应用脊柱内镜技术，UBE 技术必将肩负使命，不断优化技术

方案和技术整合，为全方位、多角度地治疗脊柱疾患做出新的贡献。

（许卫兵　彭　亮）

参考文献

[1] Forst R, Hausmann B. Nucleoscopy—a new examination technique[J]. Arch Orthop Trauma Surg, 1983, 101(3): 219-221.

[2] Schreiber A, Suezawa Y, Leu H. Does percutaneous nucleotomy with discoscopy replace conventional discectomy? Eight years of experience and results in treatment of herniated lumbar disc[J]. Clin Orthop Relat Res, 1989, 238: 35-42.

[3] Kambin P, Schaffer JL. Percutaneous lumbar discectomy: review of 100 patients and current practice[J]. Clin Orthop Relat Res, 1989, 238(238): 24-34.

[4] Osman SG, Marsolais EB. Posterolateral arthroscopic discectomies of the thoracic and lumbar spine[J]. Clin Orthop Relat Res, 1994, 304: 122-129.

[5] Kambin P, Casey K, O'Brien E, et al. Transforaminal arthroscopic decompression of lateral recess stenosis[J]. J Neurosurg, 1996, 84(3): 462-467.

[6] De Antoni DJ, Claro ML, Poehling GG, et al. Translaminar lumbar epidural endoscopy: anatomy, technique, and indications[J]. Arthroscopy, 1996, 12(3): 330-334.

[7] Soliman HM. Irrigation endoscopic discectomy: a novel percutaneous approach for lumbar disc prolapse[J]. Eur Spine J, 2013, 22(5): 1037-1044.

[8] Eun SS, Eum JH, Lee SH, et al. Biportal Endoscopic Lumbar decompression for lumbar disk herniation and spinal canal stenosis: a technical note[J]. J Neurol Surg A Cent Eur Neurosurg, 2017, 78(4): 390-396.

[9] Song KS, Lee CW, Moon JG. Biportal endoscopic spinal surgery for bilateral lumbar foraminal decompression by switching surgeon's position and primary 2 portals: a report of 2 cases with technical note[J]. Neurospine, 2019, 16(1): 138-147.

[10] Song KS, Lee CW. The biportal endoscopic posterior cervical inclinatory foraminotomy for cervical radiculopathy: technical report and preliminary results[J]. Neurospine, 2020, 17(Suppl 1): S145-S153.

[11] Dong HH, Jin HE, Jo JY, et al. Modified far lateral endoscopic transforaminal lumbar interbody fusion using a biportal endoscopic approach: technical report and preliminary results[J]. Acta Neurochirurgica, 2021, 163(4): 1205-1209.

第二章　UBE技术的基本概念与原理

单侧双通道脊柱内镜（unilateral biportal endoscopy, UBE）技术适用于颈椎、胸椎、腰椎的退行性病变。与椎间孔镜的单通道不同，该技术通常在棘突一侧建立两个通道，一个为观察通道，一个为器械操作通道，两个通道可根据手术操作的要求进行互换。观察通道一般会用到0°或30°关节镜，操作通道可以应用常规的脊柱外科及运动医学的器械如刮匙、磨钻（关节镜磨头）、低温等离子刀头、椎板咬骨钳、髓核钳、神经拉钩等（图2-0-1）。

与关节镜技术类似之处在于，双通道脊柱内镜技术也采用两个经皮通道，两个通道均无管道限制，对切口及椎旁肌无扩张挤压，浮动的内镜和减压器械呈"V"形三角关系，且相互分离，互不干扰，可随意倾斜和移动，操作方便、灵活，活动空间大。对于脊柱外科医生而言，手术开展初期的难点在于双通道的镜下汇合，可先放置工作通道，于骨面上

钝性剥离椎旁肌肉以创造工作空间，而在透视引导下将内镜通道置入工作空间，切不可在没有镜下视野时盲目使用器械。

与关节镜技术最大的不同之处在于，UBE技术的操作空间不是自然存在的体腔，而是人为创造出来的空间。在初步进行肌肉椎板附着处的剥离后，经由生理盐水灌注形成一个操作空间；一般情况下，切开腰背肌筋膜层后，冲洗盐水袋高度170 cm或冲洗泵压力30 mmHg即可获得良好的视野空间。此外，保持灌注液出入通道的顺畅尤为重要，必要时可使用半套管或另辟通道帮助引流，否则一旦形成"涡流"，容易引起镜下视野不清，进而导致手术操作困难。韩国学者Son提出了"多裂肌三角"和"Son's空间"（Son's space）（图2-0-2），为UBE技术通道的建立阐明了解剖基础，由以上解剖入路建立通道可明显减少腰背部肌肉的损伤和组织水肿。

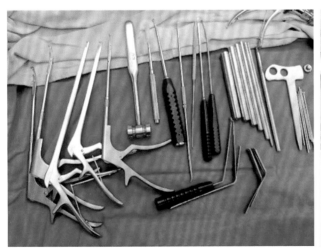 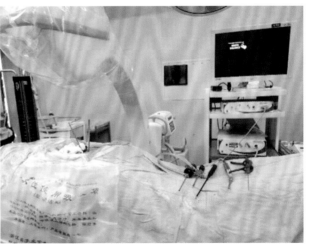

图2-0-1　UBE技术常用的操作器械、低温等离子刀头和磨钻

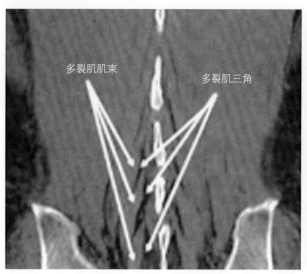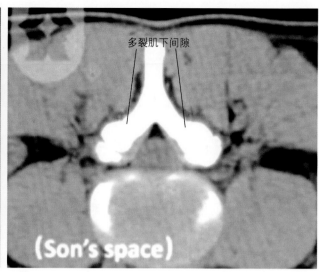

图 2-0-2　多裂肌三角和 Son's 空间（Son's space）

通常来说，UBE 技术最常用的手术入路分别为经椎板间入路和经椎间孔入路，根据不同疾病采取相应操作。

一、椎板间入路

手术通常在全身麻醉或硬膜外麻醉下进行，患者取俯卧位，手术区域及周围贴防水膜，X 线透视下再次确认病变节段。在正位 X 线片上，镜子器械最初的目标点位于棘突与椎板的交接部位，以此做一横行标记线（红色），沿椎弓根内缘画一标记线（蓝色）。红蓝两线的交叉点上下 1.5 cm 分别为观察切口（view portal）与操作切口（work portal）的体表点，侧位上以目标椎间盘的上部为标记线（黄色），上下 1.5 cm 为皮肤切口，于标记点处用尖刀沿皮纹切开 7 mm 切口，在透视引导下沿导丝由切口经肌间隙逐级扩张放置镜头和工作器械（图 2-0-3）。也有医师选择病变节段椎间隙的上下缘、中线旁 1 cm 处分别放置通道，或尽量靠近棘突放置。放置通道过程应沿竖脊肌及多裂肌的肌肉间隙探及椎板，将多裂肌自椎板钝性分离，在多裂肌与棘突间可获得一个空腔以创造镜下工作空间，减少扩张牵拉引起的肌肉损伤。放置通道完毕后，连接灌洗系统将生理盐水经内镜通道流入术区，维持镜下操作视野清晰。若行多节段操作，可增加通道数量。通过内镜及手术器械交叉定位后，用射频刀头在内镜下显露椎板间隙黄韧带组织，由中央向外侧切开黄

韧带，显露椎管内硬膜囊、神经根等组织。UBE 下摘除突出椎间盘组织以及单侧椎管减压的方法与单通道经皮脊柱内镜相似。此外，术者可借助 UBE 行单侧椎板间入路下双侧减压，减压范围应达对侧走行根外侧并使其充分显露。术后常规放置引流。

二、椎间孔入路

患者体位及麻醉方法同椎板间入路。在建立通道时，根据术中正位 X 线片，从上位椎弓根下缘向外 1.5 cm 或 2 cm 靠近横突处做后正中线的平行线，与目标椎间隙中点上下各 1.5 cm 处的交点即为穿刺部位（图 2-0-4）。若手术节段为 L$_5$-S$_1$，则近端通道位置不变，远端通道应放置在骶骨翼外侧缘外 1 cm 处，以减少髂嵴对手术操作的影响。通常情况下近端通道用于放置关节镜，远端通道用于操作，而术中可根据操作需要相互交换。在镜下通过骨膜起子在横突和小关节之间剥离椎旁肌肉，创造操作空间。显露过程中，可使用双极射频、磨钻等工具清理视野。通过灌注生理盐水保持镜下清洁，同时应注意使用双极射频及时止血。当 UBE 经左侧椎间孔入路放置于关节突时，在 UBE 下 12 点位置可见目标节段的小关节囊，而在 6 点位置可观察到横突的韧带和肌肉的情况。在获得良好镜下空间后开始减压操作。用骨凿或椎板咬钳逐块切除肥大增生的上关节突，避免整块敲除。将椎间孔韧带的近端从上位椎弓根和横突的远侧表面分离，能够在神经根动脉和

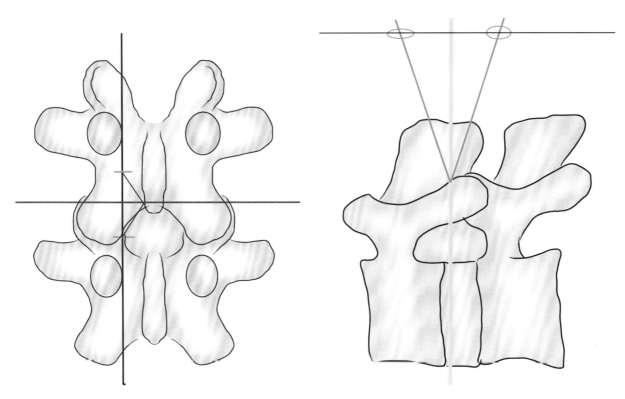

图 2-0-3　椎板间入路的观察通道（近端）和操作通道（远端）

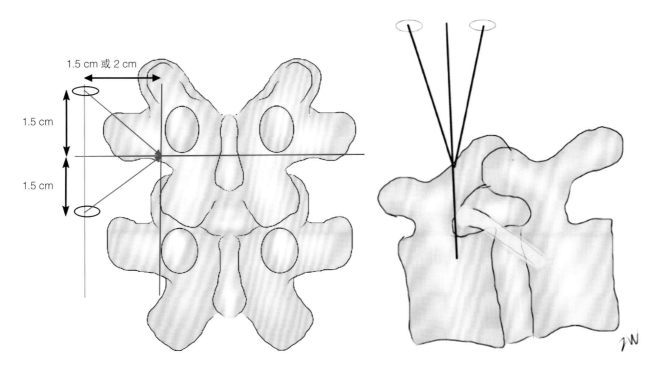

图 2-0-4　椎间孔入路的观察通道（近端）和操作通道（远端）

硬膜外脂肪下观察到出口根。此后，术者可根据患者的具体病情对椎间孔狭窄、椎间孔区或极外侧椎间盘突出等进行治疗。

在多数情况下，椎板间入路适用于中央型或侧隐窝狭窄，并可通过单侧入路实现双侧减压；椎间孔入路适用于侧隐窝狭窄或极外侧狭窄、椎间盘突出等，行椎间孔入路操作时需注意关节镜位置，若将其推进到横突间韧带的腹侧可能损伤腰大肌，灌洗液可能侵入腹膜后间隙。然而，在患者合并同侧椎间孔及侧隐窝狭窄时，可尝试选择行对侧椎板间入路，方便同时完成侧隐窝及椎间孔区域减压。当然，随着 UBE 技术的不断进步，国内外学者的不断创新，新的辅助入路和操作器械不断涌现，UBE技术有望逐渐成为未来脊柱微创手术领域的主流术式之一。

（朱承跃　王　坚）

参考文献

[1] Eum JH, Heo DH, Son SK, et al. Percutaneous biportal endoscopic decompression for lumbar spinal stenosis: a technical note and preliminary clinical results[J]. J Neurosurg Spine, 2016, 24(4): 602-607.

[2] Heo DH, Lee N, Park CW, et al. Endoscopic unilateral laminotomy with bilateral discectomy using biportal endoscopic approach: technical report and preliminary clinical results[J] World Neurosurg, 2020, 137: 31-37.

[3] Kim JE, Choi DJ, Park E, et al. Biportal endoscopic spinal surgery for lumbar spinal stenosis[J]. Asian Spine J, 2019, 13(2): 334-342.

[4] Ahn JS, Lee HJ, Choi DJ, et al. Extraforaminal approach of biportal endoscopic spinal surgery: a new endoscopic technique for transforaminal decompression and discectomy[J]. J Neurosurg Spine, 2018, 28(5): 492-498.

[5] 王牧川, 余可谊, 仉建国, 等. 双通道脊柱内镜技术的应用及进展[J]. 中华外科杂志, 2020, 58(11): E016.

[6] 朱斌, 田大胜, 陈磊, 等. 单边双通道内镜技术在腰椎疾病中的应用研究进展[J]. 中华骨科杂志, 2020, 40(15): 1030-1038.

第三章　UBE技术的镜下及相关解剖

　　脊柱内镜可以把局部放大，但缺乏一个整体的观察，所以掌握镜下局部的解剖对于开展 UBE 技术来说至关重要。本章针对 UBE 技术镜下不同部位的解剖结构进行介绍。

一、多裂肌三角

　　多裂肌是腰椎后方重要的稳定结构。多裂肌短粗的结构特点决定了其稳定腰椎的优势。其深层的肌肉纤维是主要作用肌群。研究表明，多裂肌的功能障碍或萎缩是引起下腰痛的主要原因。由于多裂肌仅受脊神经后内支支配，所以传统开放手术后经常引起多裂肌的损伤和萎缩，这往往是腰椎术后腰痛、腰椎不稳及腰椎术后失败综合征的主要原因。多裂肌与腰椎棘突围成的三角区域是 UBE 技术的主要工作区域（图 3-0-1）。该区域只有疏松结缔组织和脂肪组织，在该区域内操作可避免损伤到多裂肌。多裂肌三角本身是一个狭小的空间，通过 UBE

镜鞘向该空间注水外加全身麻醉的肌松作用，该区域会进一步扩大，有学者喜欢助手扶持 UBE 拉钩进一步扩大多裂肌三角。左侧及右侧病例内镜通道和操作通道位置不同也可影响到多裂肌的保护。左侧病例对于右利手术者，通常左手扶镜，右手拿器械，内镜通道位于近端，操作通道位于远端，内镜对于多裂肌的干扰最小。反之，右侧病例，操作口位于近端，内镜口位于远端，操作器械的反复进出会对多裂肌造成干扰和损害（图 3-0-2）。手术后可以使用 MRI 来评测 UBE 手术对多裂肌的影响。有学者认为多裂肌损害的程度与手术时长有很大关系，但 MRI 上这种信号变化在末次随访时会消失。

二、多裂肌三角的"地板解剖"

　　多裂肌的"地板"实际上是我们主要的工作区域。包括上位椎板及椎板下缘、棘突基底部、下位椎板上缘及下关节突（图 3-0-3）。棘突及椎板交界的部位是骨性工作的起始点，也是建立通道时初级棒汇聚的位置。UBE 手术的初始工作就是清理"地

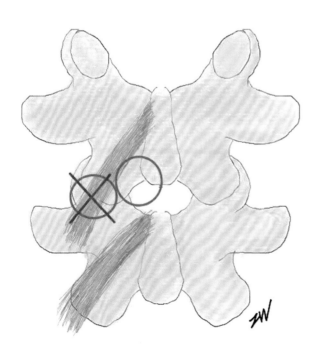

图 3-0-1　工作区域是位于多裂肌三角内而不是多裂肌内

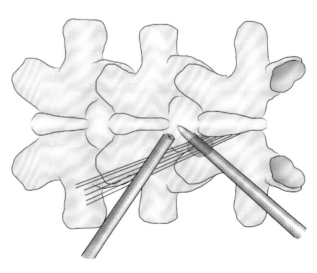

图 3-0-2　右侧病例，术者左手扶镜，右手拿器械，器械经近端反复地进出会对多裂肌造成干扰

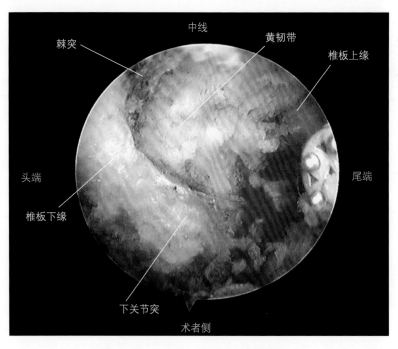

图 3-0-3　多裂肌三角的"地板解剖"

板表面"的软组织。识别并显露各解剖结构。如果通道建立正确，"地板解剖"表面仅仅有脂肪和疏松结缔组织。镜子的方位很重要，术前一定确定好镜子的方位。如果将镜子的方位搞错，误将下关节突内缘当成椎板下缘，可能会破坏关节突关节，影响脊柱的稳定性。

三、腰椎黄韧带

　　腰椎黄韧带近端止点位于上位椎板的下表面，向外侧可延伸到椎间孔的区域，并包绕上位椎弓根的内下壁。远端止点直接包绕止于椎板近端。咬除部分椎板下缘后会显露出黄韧带的近端止点，该区域也是镜下最容易出血的地方，出血多来自硬膜表面的小血管。椎间孔区域的黄韧带可提示出口根的位置。这对于同侧及对侧出口根的减压具有指示作用。黄韧带外侧一般位于关节突内侧缘下表面，覆盖关节突关节。镜下融合时，用带角度的骨凿凿除关节突内侧缘时可将内侧缘骨块连带黄韧带一并切

除。同侧及对侧的黄韧带中间具有天然的分界线，分界线可长可短。短的如同"V领"（图 3-0-4），这是明确中线的重要解剖标志。棘突基底部有一弧形部位（图 3-0-5），该区域是磨钻安全的起始部位，从这里处理棘突基底部可避免损伤到黄韧带中线裂隙下方的硬膜。通过棘突基底部及对侧椎板下表面剥离的对侧黄韧带一般是对侧黄韧带的深层。沿着对侧 corner 区域及对侧关节突关节剥离黄韧带可显露位于下方的硬膜及对侧的走行根。凿除对侧上关节突尖部并切除对侧椎间孔区域的黄韧带可显露对侧的出口根。在椎管狭窄病例中，黄韧带最肥厚的部位位于下位椎体的椎板上缘位置，该区域也是减压的重点区域，同时也是最容易导致硬膜损伤的部位。黄韧带是分浅层和深层的，可以使用 UBE 剥离子对浅层的黄韧带进行剥离，即可显露出深层的黄韧带。深层黄韧带是最后切除的结构，因为它是保护位于下方的硬膜和神经根结构的重要屏障。

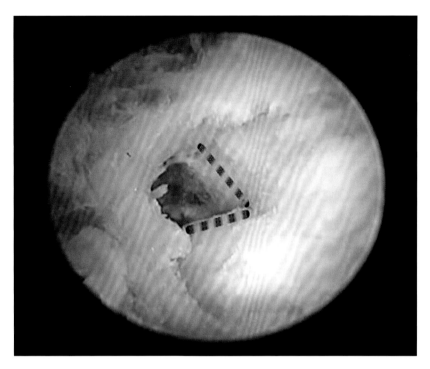

图 3-0-4 V 领结构

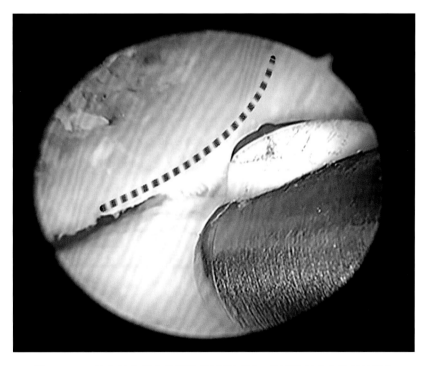

图 3-0-5 棘突基底部中线部位的弧形区域，是磨钻最安全的起始部位

四、腰椎corner区域

腰椎 corner 区域是非常重要的解剖区域（图3-0-6），它是由下位椎体椎板上缘与上关节突组成的拐角区域。Corner 结构下方即是走行根，所以该区域是侧隐窝狭窄减压的重点区域。椎体的椎板上缘通常位于椎弓根中份水平，向外侧减压可到达椎弓根内壁的中份，从而确定减压的外界。对侧的 corner 结构也是对侧减压的重点区域，沿着下位椎体的棘突中线位置向对侧找到对侧下位椎体的椎板上缘就很容易找到对侧的 corner 结构。

五、腰椎确定中线的解剖结构

UBE 技术行单侧入路双侧减压（unilateral laminectomy for bilateral decompression，ULBD）时，确定中线可以明确同侧及对侧的减压。前面已经描述，黄韧带的裂隙是确定中线的一个重要解剖标志（图 3-0-7）。硬膜背侧的系带是确定中线的另一个解剖结构（图 3-0-8）。下位椎体棘突基底部是明确中线的另外一个重要的解剖标志（图 3-0-9）。

六、腰椎UBE手术最容易出血的部位

掌握容易出血的部位可以很好地进行预止血工作（图 3-0-10）。在显露过程中最容易出血的位置在下关节突尖部，这里有关节下动脉；峡部区域有关节上动脉（图 3-0-11）。黄韧带近端止点容易出现硬膜表面血管出血。通常在切除椎板显露黄韧带近端止点那一刻即可出现出血。Corner 部位下方即是走行根，炎性反应的走行根表面及周围含有大量的血管，该部位也容易出血。另外，椎弓根内壁常规有一条血管走行，该血管环绕椎弓根内壁走行至椎间孔区域。突出椎间盘表面含有密集的血管，在行纤维环切开时应进行预止血。下位椎体棘突基底部及对侧椎板下方血管密集，剥离时应避免血管损伤。对侧 corner 区域与同侧 corner 区域一样也是容易出血的部位。经对侧椎板下入路显露对侧出口根时，出口根腋窝部位含有大量血管，在摘除腋窝部位的脂肪组织时，很容易损伤到这些血管。同侧椎旁入路显露椎间孔区域时，在出口根的腋窝部位很容易遇到大的根动脉，它是节段动脉的分支，直径大，出血迅猛，行椎旁入路时应格外小心。

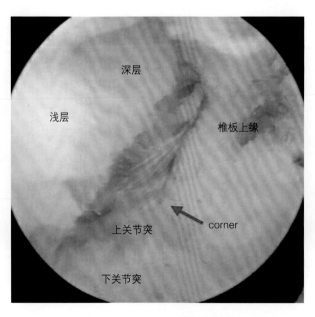

图 3-0-6　corner 区域解剖结构

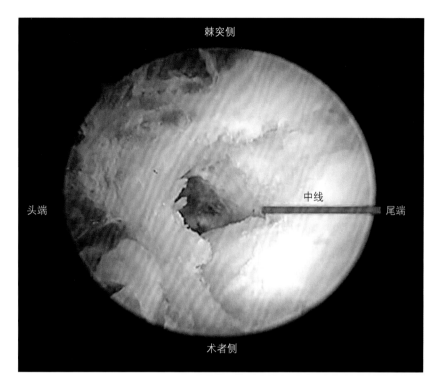

图 3-0-7　V 领及向远端延续的黄韧带裂隙是确定中线的重要标志

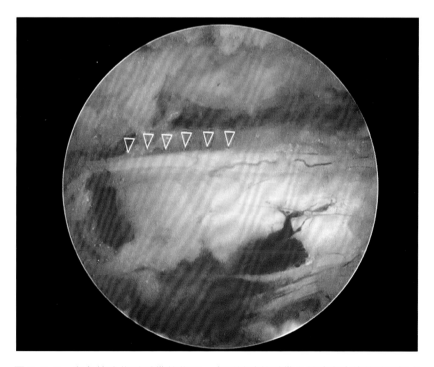

图 3-0-8　白色箭头指示系带的位置，水压导致的系带也是确定中线的重要标志

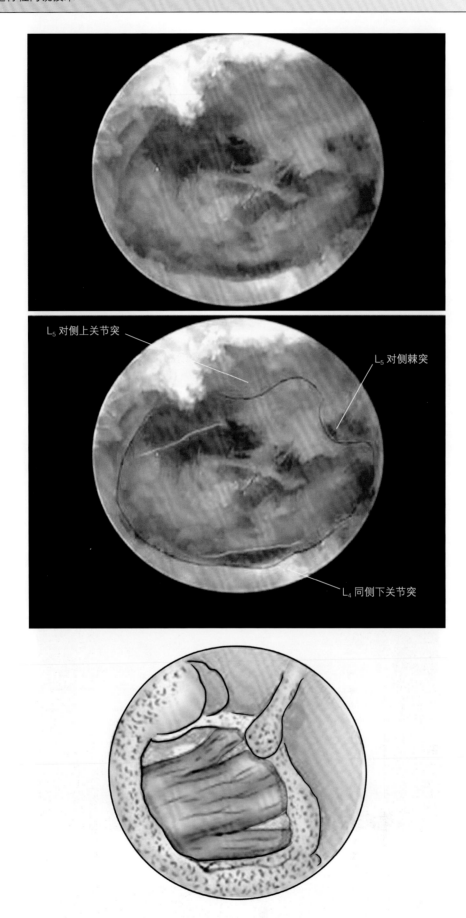

图 3-0-9　下位椎体棘突基底部也是确定中线的标志

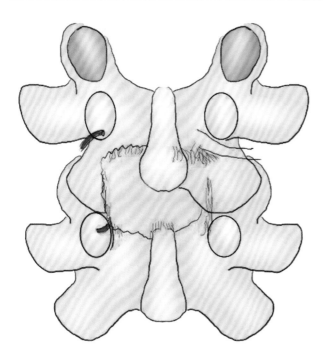

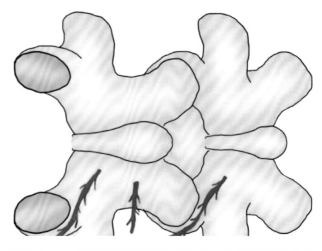

图 3-0-11　关节下动脉和关节上动脉均来自节段动脉的分支

图 3-0-10　最容易出血的位置为黄韧带近端止点硬膜表面的血管丛、峡部节段动脉背支、corner 部位椎弓根内壁向椎间孔区域有一血管延伸、对侧出口根的腋窝部位及对侧 corner 部位

七、颈椎UBE后入路的相关解剖

（一）V 点解剖

V 点是颈椎后入路的最重要的解剖部位（图 3-0-12），它位于椎板与侧块关节交界部位，是由上位椎板下缘与下位椎板上缘于外侧围成的 V 形结构。无论是后入路的 keyhole 技术还是 ULBD 减压，都需要

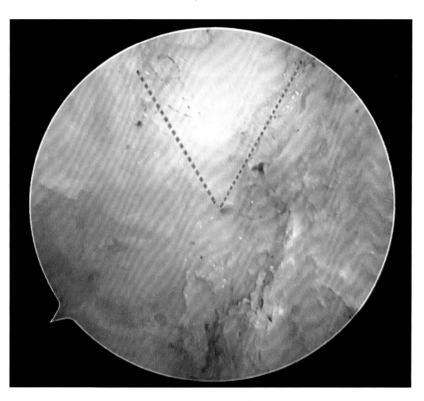

图 3-0-12　V 点

在镜下识别此解剖，并从此部位起始进行骨性工作。在行颈椎 UBE ULBD 手术时，需要掌握颈椎黄韧带的相关解剖。在行颈椎 UBE keyhole 技术时，我们会显露出黄韧带的外界（图 3-0-13）。将整个椎板磨除外板后会显露出内板（图 3-0-14）。切除内板后会显露出位于其下方的黄韧带及近端止点（图 3-0-15）。对于对侧 ULBD 的减压需要经过棘间韧带的下部到达对侧显露对侧的椎板及相关结构（图 3-0-16）。

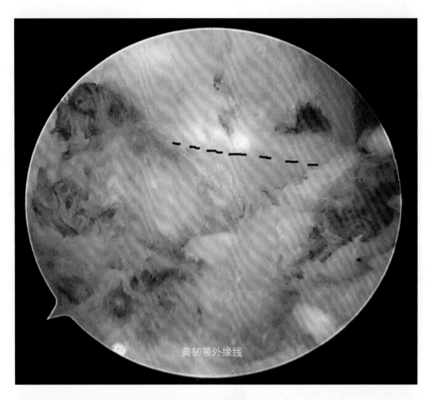

黄韧带外缘线

图 3-0-13　黄韧带的外侧止点

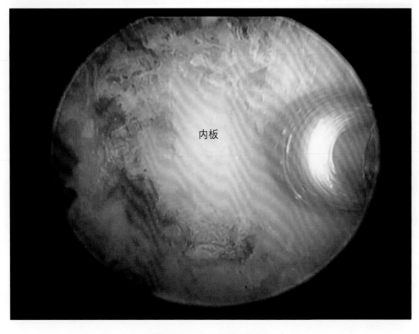

内板

图 3-0-14　椎板内板

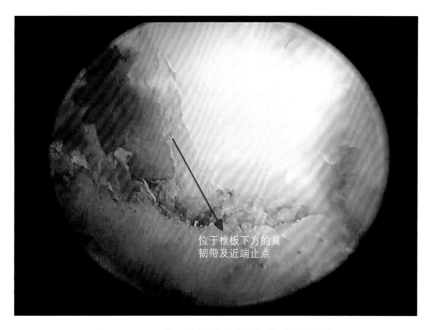

图 3-0-15 位于椎板下方的黄韧带及近端止点

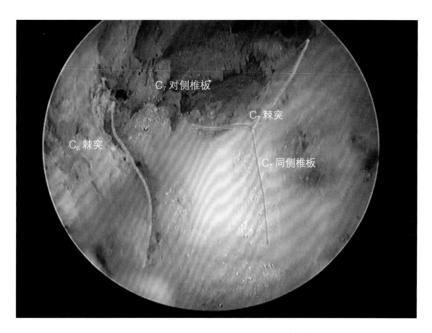

图 3-0-16 C₆-C₇ 节段 ULBD 减压对侧结构的识别

(二)颈椎后路 UBE 手术的解剖提示

颈椎后方棘突基底部区域的黄韧带有时是存在缺如的(图 3-0-17~ 图 3-0-19)。这样我们在初始定位时,一级导杆定位到中线位置就存在损伤脊髓的风险。

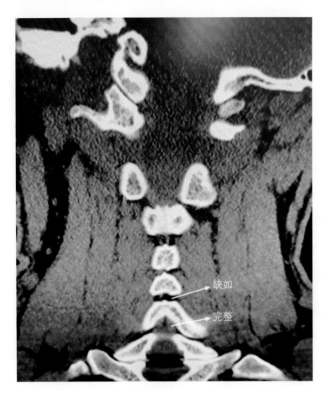

图 3-0-17 中线棘突基底部区域黄韧带缺如

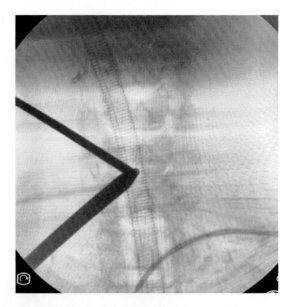

图 3-0-19 对于中线黄韧带缺如的病例，中线置入一级导杆存在较大的风险

八、胸椎解剖

（一）胸椎棘突

胸椎的棘突是向后下延伸的，这在节段定位时容易引起误导（图 3-0-20）。

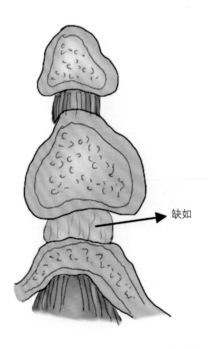

图 3-0-18 有时该区域的缺如较大

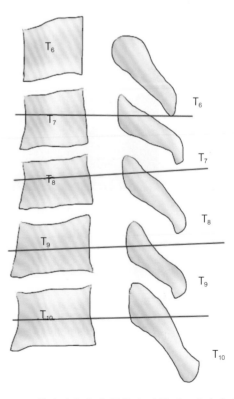

图 3-0-20 棘突尖部与各椎体水平关系，在定位方面容易起误导作用

（二）胸椎椎板

胸椎椎间隙的位置与椎间盘水平的距离较大，所以很难通过类似于腰椎的椎板间入路来解决胸椎的问题。Translamina 入路是常用的入路（图 3-0-21）。椎板的上半部分和下半部分之间有一个分界线，可在颜色上区分：上半部分因为是黄韧带浅层附着处，所以呈黄色；下半部分为椎板主体，呈粉色。镜下黄色及粉色的分界线是磨钻起始部位。这是黄韧带位于椎板前方头端止点位置的重要解剖标志（图 3-0-22）。

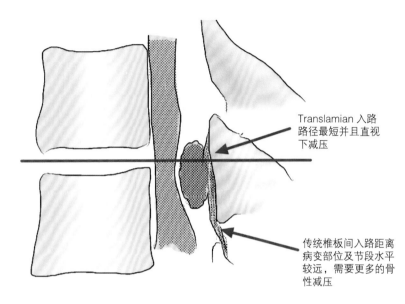

图 3-0-21　Translamina 入路路径更短并且直视下减压，传统的椎板间入路需要更多的骨性减压

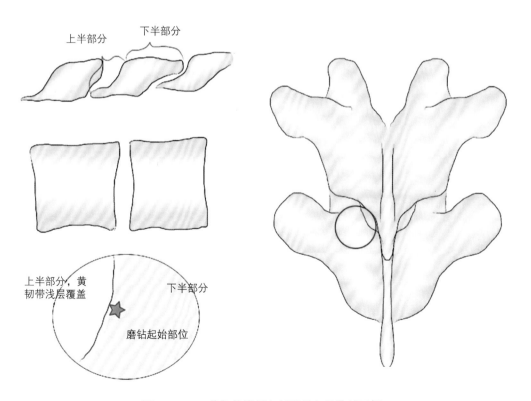

图 3-0-22　黄色的椎板上部及粉色的椎板下部

（三）胸椎黄韧带

黄韧带在控制椎间活动及脊柱稳定性方面起着重要的作用。肥厚增生的黄韧带与突出椎间盘及增生骨赘可以引起椎管狭窄。胸椎节段的黄韧带骨化的发生概率较高。后方的减压是治疗黄韧带骨化的经典手术。黄韧带切除不彻底必然导致疗效大打折扣。所以，了解胸椎节段黄韧带的边界、附着点及其与周围骨性结构的关系非常重要（图 3-0-23、图 3-0-24）。

胸椎黄韧带的高度及宽度从 T_1 至 T_{12} 是逐渐增加的（图 3-0-25）。黄韧带的上部高度也就是上位椎板腹侧覆盖部分的高度从 T_1 至 T_{12} 是逐渐减少的。黄韧带的下部高度也就是下位椎板背侧覆盖的黄韧带高度从 T_1 至 T_{12} 是逐渐增加的（图 3-0-26）。椎间孔区域除了 T_1-T_2 以外均覆盖黄韧带，但基本上位于椎间孔的上部。黄韧带钙化的主要减压部分还是位于黄韧带的上部，位于椎板的下表面，也就是黄韧带的深层位于头端椎板下表面的止点（图 3-0-27~图 3-0-29）。

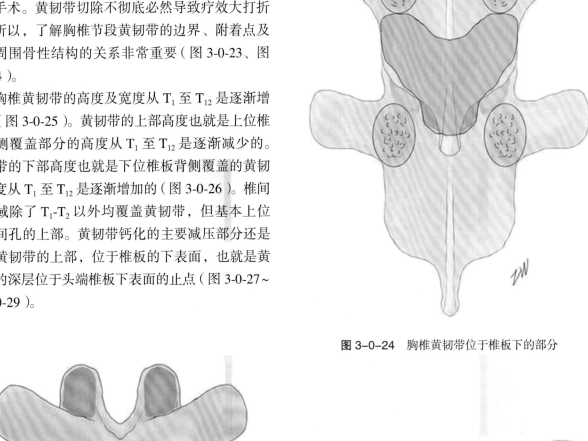

图 3-0-24　胸椎黄韧带位于椎板下的部分

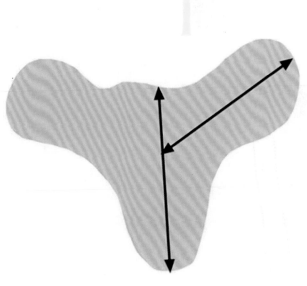

图 3-0-25　黄韧带高度及宽度的定义

图 3-0-23　胸椎黄韧带位于椎板间的部分

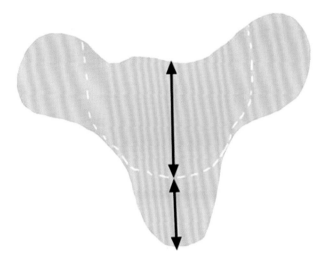

图 3-0-26 黄韧带上部及下部的定义，虚线为椎板轮廓

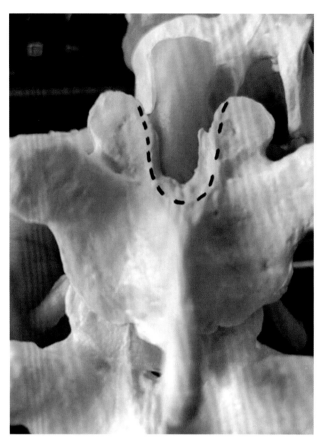

图 3-0-28 黄韧带的下部

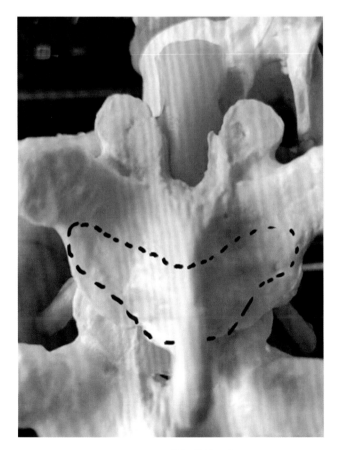

图 3-0-27 黄韧带的上部

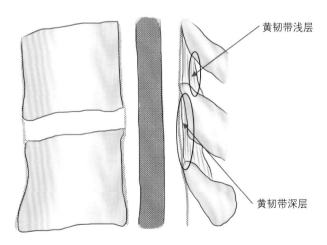

图 3-0-29 黄韧带的深层位于头端椎板下表面的止点是胸椎黄韧带钙化的主要部位

（四）胸椎间孔周围结构

胸椎的关节突关节呈水平状态。峡部及关节突关节的外缘是处理胸椎间盘突出的起始部位（图3-0-30）。

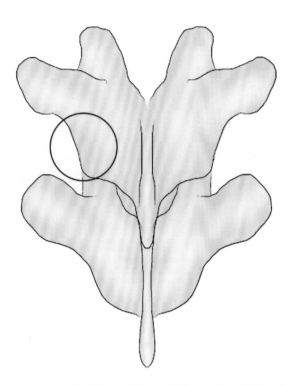

图3-0-30　峡部及关节突关节部位是 UBE 胸椎间盘突出切除术的起始部位

（五）胸椎间孔区域的血管

椎间孔区域的血管及脊髓神经根腋窝部位的血管是非常丰富且粗大的。

（张　伟　陈亦鹏）

参考文献

[1] Olszewski AD, Yaszemski MJ, White AA. The anatomy of the human lumbar ligamentum flavum: New observations and their surgical importance[J]. Spine (Phila Pa 1976), 1996, 21(20): 2307-2312.

[2] Joshi J, Roytman M, Aiyer R, et al. Cervical spine ligamentum flavum gaps: MR characterisation and implications for interlaminar epidural injection therapy[J]. Reg Anesth Pain Med, 2022, 47(8): 459-463.

[3] Ahmadi SA, Suzuki A, Terai H, et al. Anatomical analysis of the human ligamentum flavum in the thoracic spine: clinical implications for posterior thoracic spinal surgery[J]. J Orthop Sci, 2019, 24(1): 62-67.

第四章　UBE技术设备及器械

工欲善其事，必先利其器，开展UBE手术需要搭建一个完善的手术室环境。这主要包括影像系统、低温等离子系统、动力系统、灌注系统、UBE专用器械、脊柱外科开放手术器械、防水措施等。每个环节都应该准备完善，才能很好地开展UBE技术。

一、影像系统

影像系统包括镜头、镜鞘、镜头线、冷光源、主机和显示器。常用的镜头有0°镜和30°镜。0°镜的视野与开放手术的视野一致，是UBE手术常用的镜头。30°镜具有广角，通过旋转镜体可以获得更加宽广的术野，这对于偏中央型突出、对侧结构的观察及镜下融合椎间隙的观察具有很大的优势。0°镜在使用时，由于其不具备广角，所以皮肤切口的位置尽量做到精确。30°镜由于存在广角的特点，在旋转镜子获得感兴趣区域最大化视野的同时，镜子和器械可能会发生"冲突"（图4-0-1）。两种镜头各有所长短，可根据术者的习惯及病例情况进行选择。目前有学者尝试用12°镜进行UBE手术，12°镜介于0°镜及30°镜之间，既具有类似开放手术的视野，又具有一定的广角。使用内镜前确认内镜的方向非常重要。体外确定好内镜的方位可以避免体内出现方位的错误。简单的方法是，用内镜观察手指的方向来确定内镜头端、尾端、中线及术者这一侧（图4-0-2）。内镜下的方位确认可以采用90°低温等离子刀头或椎板咬骨钳的方位在镜下确认（图4-0-3）。镜鞘具有保护镜子及向工作区域注水的作用，选择一个合适的镜鞘可以保持工作区域一个稳定安全的静水压。这主要取决于出水的多少。好的镜鞘出水"如柱"，欠佳的镜鞘如同"浇花"。这取决于镜鞘内镜与镜体外径之间缝隙的大小，缝隙越大出水越好；缝隙越小，出水缓慢。镜头线尽量选择消毒后使用，避免采用套无菌套来使用，这样做的目的除了避免污染手术区域以外，还可以避免手术区域冗杂。对于30°镜，可以通过旋转冷光源接口部位来获取广角视野。

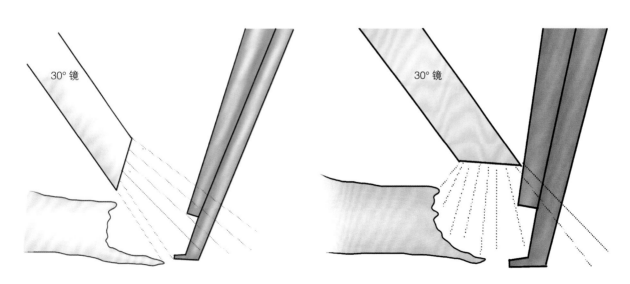

图4-0-1　30°镜在旋转镜体时容易与器械"冲突"

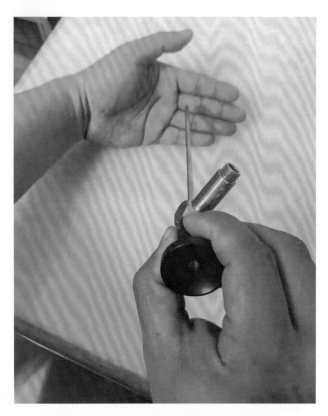

图 4-0-2　通过手指的方向来确认镜子的正确方向

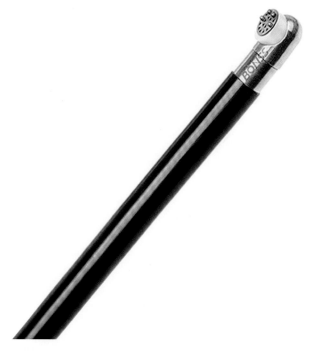

图 4-0-4　大尺寸 405 刀头（Bonss 公司提供），用于软组织显露

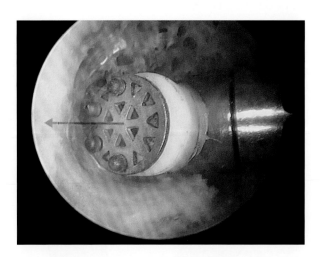

图 4-0-3　90° 刀头的方向指示镜下的方位

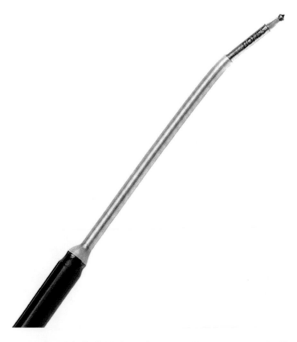

图 4-0-5　固定角度的小尺寸 301 刀头（Bonss 公司提供），用于神经周围及硬膜表面出血的控制。尤其适用于颈椎及胸椎 UBE 病例

二、低温等离子系统

　　UBE 是水介质的微创手术，水环境中最佳、最安全的止血及显露装置是低温等离子系统。低温等离子系统的局部工作温度在 40~70℃，无辐射，无热源性损伤，被广泛应用于耳鼻喉科、妇科及骨科等领域。UBE 手术常用到两种低温等离子刀头（图 4-0-4～图 4-0-6）。大尺寸的刀头用于工作区域解剖

结构的显露及止血，小尺寸的刀头用于神经结构周围的止血。等离子射频手术系统的主机常规连接两个踏板（图 4-0-7、图 4-0-8），黄色踏板用于切割，蓝色踏板用于皱缩和止血。无论是大的等离子刀头

还是小的等离子刀头，在神经结构周围使用时一定要将挡位调低，避免损伤到神经结构。等离子射频系统使用时尽量采用点踩，而不是持续踩。低温等离子刀头工作时，避免贴近镜头引起镜头损害。手术操作过程中大小刀头的反复切换比较麻烦，而且耽误时间，为此专门设计了特殊接口及一体式刀头（图4-0-9）。一体式刀头手柄上有一个推键，显露清理软组织可使用大尺寸刀头，对于神经周围或硬膜表面的血管止血，可推动手柄上的推键将小刀头推出（图4-0-10、图4-0-11）。

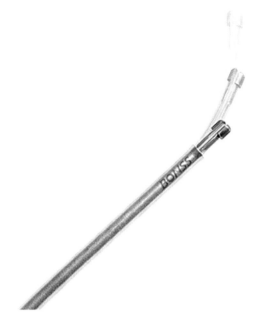

图4-0-6　可调方向的短臂的小尺寸306刀头（Bonss公司提供），适用于普通的UBE手术神经周围及硬膜表面的止血

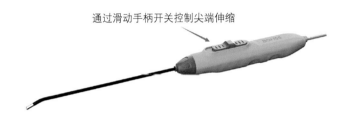

通过滑动手柄开关控制尖端伸缩

图4-0-9　一体式刀头（Bonss公司供图）

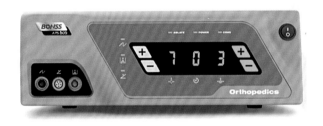

图4-0-7　等离子射频手术系统（Bonss公司供图）

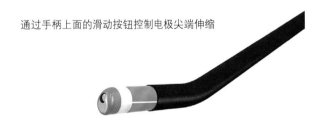

通过手柄上面的滑动按钮控制电极尖端伸缩

图4-0-10　一体式刀头缩回状态（Bonss公司供图）

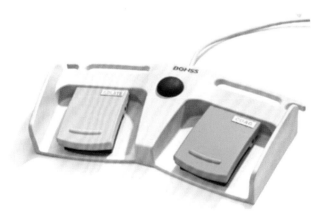

图4-0-8　等离子射频手术系统脚踏（Bonss公司供图）

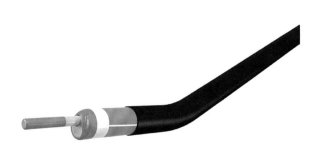

图4-0-11　一体式刀头伸出状态（Bonss公司供图）

三、动力系统

UBE 手术可采用普通脊柱开放手术的动力装置。但需要手柄细长，这样经操作口插入时，不会堵塞操作口。腰椎手术通常选用 4 mm、5 mm 西瓜瓣的磨头将椎板及下关节突磨薄，然后用椎板咬骨钳处理。打开椎管后，或处理对侧的结构时，我们通常会更换 4 mm 的金刚砂磨头。金刚砂磨头要比西瓜瓣磨头安全、稳定。打开椎管，神经结构显露后，需要继续磨除骨质，需要特殊的往复磨钻（图 4-0-12），在处理对侧的侧隐窝结构时，也可以使用这种磨钻。ULBD 手术时也可用带保护鞘的高速磨钻（图 4-0-13）。进行腰椎镜下融合手术时，为了保存自体骨，应该尽量少用动力。当然，也可以采用动力摆锯及动力环锯来高效安全地获取自体骨（图 4-0-14）。动力系统在选择时还需要考虑磨钻杆外露的长度问题，露杆越长，越容易损伤到镜子。另外一种 UBE 常用的动力系统是关节镜刨削器磨钻（图 4-0-15），这种磨钻自带保护鞘。工作时助手夹闭吸引装置部分，可以获得一个清晰的术野，停止工作

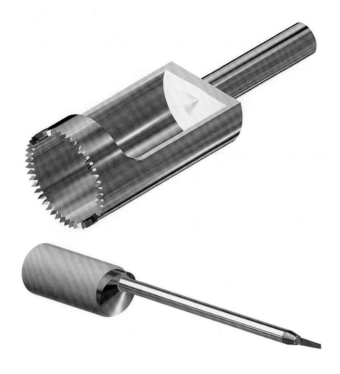

图 4-0-14　动力环锯（上图）及动力摆锯（下图）用于 ULIF 手术（梓锐科技有限公司供图）

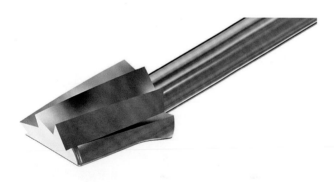

图 4-0-12　这种往复磨钻对下方的神经结构没有损害，可用于对侧侧隐窝的减压（梓锐科技有限公司供图）

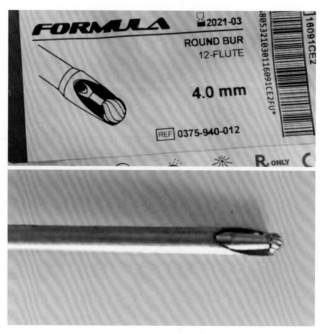

图 4-0-15　关节镜刨削器磨钻

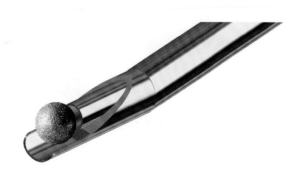

图 4-0-13　带保护鞘的高速磨钻（梓锐科技有限公司供图）

时，助手松开引流管，碎骨屑可以随水流通过保护鞘的鞘管引流出来（图4-0-16）。这种刨削器磨钻的转速与开放手术的磨钻相比是低的，但这种磨钻由于自身保护鞘的保护作用，使用时是相对安全的。刨削器磨钻有手柄开关控制和脚踏控制两种方法，建议采用脚踏控制。刨削器磨钻的手持部分较重，并且较长，所以单手扶持可能存在不稳定的情况。现在很多高速磨钻都是可以通过踏板来控制转速的。启动磨钻时，为了保持稳定和清晰的术野，建议从低速开始，逐渐增加速度。

四、灌注系统

UBE灌注系统可选择传统的重力灌注和关节镜的水泵。前者可以通过调整水袋的高度来获取期望的局部静水压，而后者则可以通过机器的设定来维持一个局部的静水压。由于我们并不是每例患者在开始时都能保持出水顺畅，所以重力灌注与水泵相比，要安全许多。如果出水不畅，水泵很快会引起局部软组织肿胀，工作空间变得越来越狭小。但是在出水通畅的情况下，使用水泵确实能够输出一个稳定的静水压力。将水袋悬挂到高出手术野70~100 cm的高度时即可获得局部30~50 mmHg的安全水压（图4-0-17），这是我们推荐的悬挂高度。常规同时使用两袋水灌注，水袋高低存在落差可避免气泡的产生（图4-0-18）。

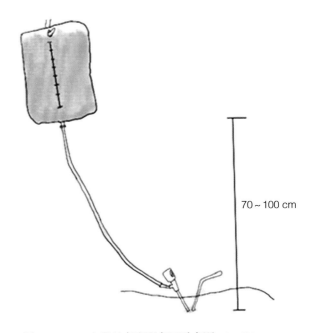

图4-0-17　水袋的高度要高于手术野70~100 cm

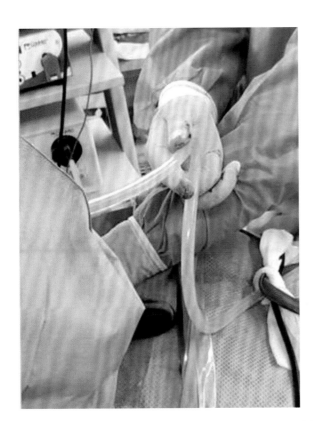

图4-0-16　关节镜刨削器磨头工作时助手夹住连接于刨削器磨头的硅胶软管，磨钻不工作时松开，可保持一个清晰的术野

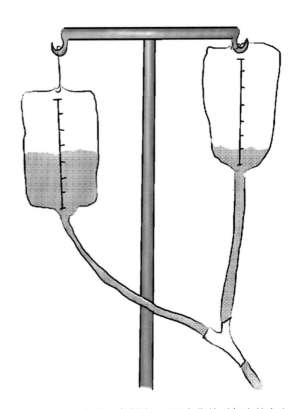

图4-0-18　水袋的高低放置可避免衔接时气泡的产生

五、脊柱外科传统开放手术器械

UBE 技术的优势是可以使用传统脊柱外科开放手术器械，这大大提高了脊柱内镜处理复杂病例的效率。传统开放手术器械包括椎板咬骨钳、髓核钳等。处理上位椎体椎板下缘时，常选用直 130° 3 mm 椎板咬骨钳（图 4-0-19）；处理下位椎体椎板上缘时，常选用反向的 110° 2 mm 或 3 mm 的椎板咬骨钳（图 4-0-20）。处理同侧侧隐窝可选用带弧度的 130° 薄刃的椎板咬骨钳（图 4-0-21）。处理对侧侧隐窝常选用直 130° 2 mm 或 3 mm 的椎板咬骨钳。不同的部位根据病变结构的角度选择不同的咬骨钳工作效率及舒适度更高。髓核钳选择尺寸较小的可以避免切除更多的骨性结构来腾出操作空间。髓核钳最好标记上刻度（图 4-0-22），这样我们会在镜下观察到髓核钳深入到间隙的程度，避免损伤前方的重要结构。开放手术咬骨钳及髓核钳的长度在 180~200 mm 最合适，由于单手扶持，器械过长可能会引起不稳定。骨凿可以显著提高 UBE 手术的效率（图 4-0-23）。UBE 骨凿的前端都是单斜面的，凿除过程中方便骨块的崩离。直形骨凿分不同弧度，

无弧度和小弧度骨凿用于下关节突内缘侧隐窝的减压和 ULIF 手术下关节突的凿除。大角度骨凿用于棘突基底部的处理。曲棍球骨凿用于对侧上关节突尖部的凿除减压。刮匙分小、中、大三种型号（图

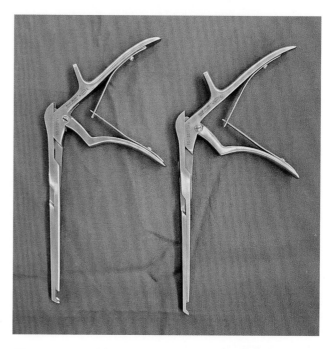

图 4-0-20　反向椎板咬骨钳（康宏医疗器械有限公司供图）

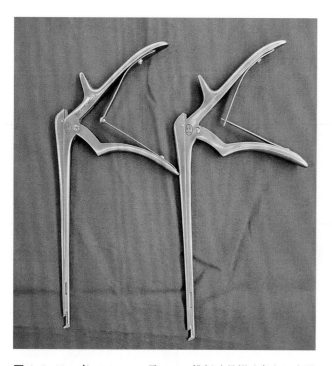

图 4-0-19　直 130° 2 mm 及 3 mm 椎板咬骨钳（康宏医疗器械有限公司供图）

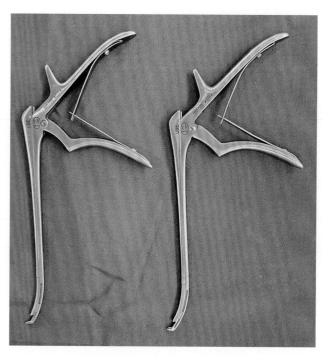

图 4-0-21　带弧度椎板咬骨钳（康宏医疗器械有限公司供图）

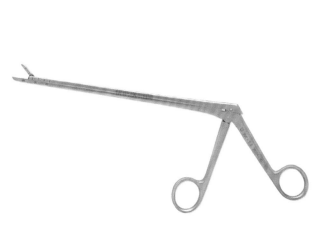

图 4-0-22 带刻度的髓核钳（康宏医疗器械有限公司供图）

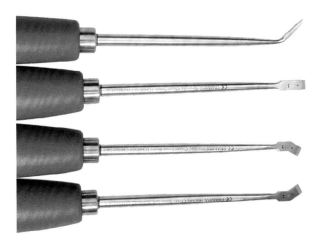

图 4-0-23 各种类型的 UBE 骨凿

4-0-24），主要用于黄韧带的剥离处理和骨块的移除。刮匙使用时应该背对神经结构，这样可降低硬膜损伤的风险。常用刮匙都是带角度的，处理侧方结构时非常好用，尤其适用于镜下融合终板结构的刮除。

六、UBE专用器械

除了传统脊柱外科开放手术器械以外，还需要 UBE 特殊器械。第一步会用到逐级扩张导管（图 4-0-25），用于通道的建立，一般分四级，第一级为导杆，切口大小可参考第四级导管直径大小。实心柱状皮肤扩张器用于融合手术置入融合器前皮肤切口的扩张。保持出水顺畅及器械进出顺畅的工具包括 UBE 半套管和 UBE 拉钩（图 4-0-26、图 4-0-27）。两者的共同特点是横断面是半弧形状，在保持顺畅出水的同时不限制器械的活动。UBE 拉钩需要助手扶持，可将多裂肌牵拉向外侧扩大工作区域。UBE 半套管不需要助手扶持，但是其不具有牵拉多裂肌

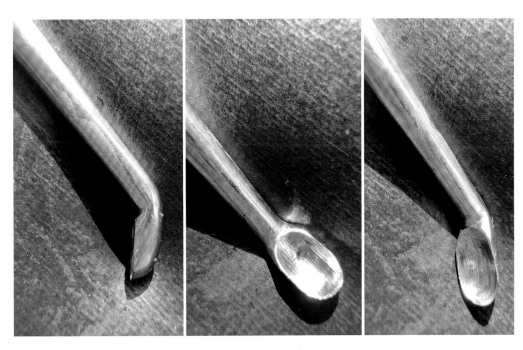

图 4-0-24 各种尺寸的刮匙

的作用。UBE 神经剥离子具有不同的尺寸和弧度（图 4-0-28），硬度高，弹性小，用于黄韧带及神经结构的剥离。神经剥离子前端也可以用于镜下丈量尺寸。UBE 专用拉钩分为普通间盘狭窄病例的拉钩，前端有不同尺寸，还有镜下融合的特殊拉钩（图 4-0-29）。拉钩起到保护神经根，同时方便器械及融合器顺畅置入的作用。上述介绍的只是基本通用的 UBE 专用器械，随着技术的进步和革新，会有更多的 UBE 专用器械出现来提高该技术的安全性和高效性。

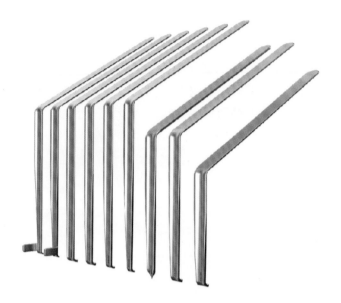

图 4-0-27　UBE 拉钩（Bonss 公司供图）

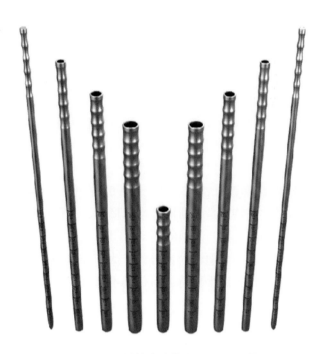

图 4-0-25　逐层扩张导管（Bonss 公司供图）

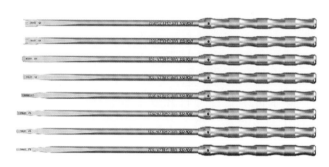

图 4-0-28　各种尺寸和弧度的 UBE 神经剥离子（Bonss 公司供图）

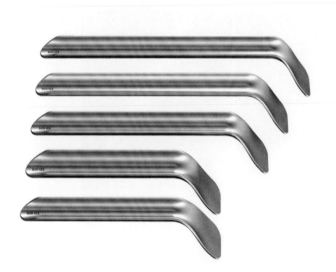

图 4-0-26　UBE 半套管（Bonss 公司供图）

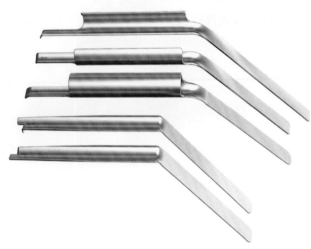

图 4-0-29　UBE 镜下融合的特殊拉钩（Bonss 公司供图）

七、防水相关器械

UBE 是水介质的手术，为了保持视野清晰，需要保持出水顺畅，这必然会用到很多冲洗灌注的盐水。如何做好防水工作显得尤为重要。目前有专用的防水的 UBE 辅料单（图 4-0-30），前后有两个大的集水袋，集水袋远端出口接水管可将水引流到远端。也有学者喜欢围一个"水坝"，"水坝"上黏贴带集水袋的护皮膜，水可以汇聚到集液袋内。有些等离子刀头会自带一个引流管，但是通常较短，可以接一个长管，将水引流到集液袋内。在手术野各通道口周围低洼处放置一个吸引气管也是一个不错的选择，操作口出来的水可及时吸引出来。

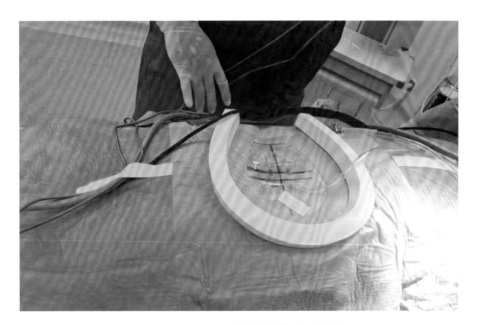

图 4-0-30　UBE 专用辅料单及"水坝"

八、小结

UBE 内镜及相关器械可根据手术单位的具体情况及病例的特点进行选择。大多数开放手术的器械可以应用到 UBE 手术中来，这大大降低了学习和掌握 UBE 技术的门槛，同时显著提高了脊柱内镜的效率。当然，UBE 专用的手术器械也是必需的，并不是只有关节镜的刀头及器械就能很好地开展 UBE 技术。围绕 UBE 手术提前准备完善的 UBE 相关器械可提高手术成功率，并且规避相关风险。

（张　伟　沈俊枫　李　华）

第五章　UBE技术的麻醉、患者体位及手术室布局

第一节　UBE 技术的麻醉

单侧双通道脊柱内镜（unilateral biportal endoscopy, UBE）技术于 2018 年引入国内，该技术较传统开放手术创伤小、出血少、感染率低，不仅以精确、微创的治疗方式减少患者手术风险，同时有利于患者术后的早期康复。目前该技术逐渐推广，并得到了临床医生和患者的认可。

随着微创技术的快速发展，以脊柱内镜为代表的脊柱微创技术，已经在临床上广泛应用，并取得了满意的疗效。脊柱内镜技术是一项开展较早的脊柱外科微创技术，与传统开放手术相比，它是借助天然解剖间隙建立微创工作通道，解除神经压迫；对椎旁肌肉损伤较小，且能够最大程度地保留完整的脊柱结构，维持了术后脊柱的稳定，具有创伤小、出血少、恢复快、并发症少、疗效确切等优点，是近年来大家关注和研究的热点。

同时，随着 UBE 技术的发展，UBE 技术的各种麻醉方式也随之出现，常见的 UBE 技术麻醉以全身麻醉（全麻）为首选。有时对于高龄合并很多内科疾病的患者，也可采用腰硬联合麻醉结合镇静药物进行。局部麻醉不能获得很好的肌松效果，并且术中控制性降压困难，一般不推荐使用。

全身麻醉是一种由药物诱导的可逆状态，优点是使患者意识消失、遗忘、无痛觉及无体动反应。此外，还需维持自主神经系统、心血管系统、呼吸系统、体温调节系统等生理系统的稳定。

全身麻醉期间持续监测患者的状态对患者的安全和麻醉实施来说至关重要。

一、UBE手术患者的术前访视与注意事项

术前评估是开展麻醉的必须组成部分，所有需要接受手术麻醉的患者都要接受来自麻醉医师的术前评估。术前评估可以有效地规避手术风险，并且帮助改善围手术期治疗。不同麻醉医师为患者的评估情况不同，可能主要取决于实施麻醉前评估的医师在围手术期医学领域的专业性，但是由病史和体格检查组成的临床检查通常是明确诊断或排除额外假设所需的唯一步骤。因为 UBE 手术对患者术中的血压、肌松有较高要求，因而细致的麻醉评估就显得尤为重要。

术前评估是指导患者围手术期管理的基础，能够促进减少围手术期死亡以及改善预后。需要进行 UBE 治疗的外科患者，可能还合并其他系统疾病或某些特殊情况，因此麻醉前评估的重要一项就是评估患者的麻醉和手术风险。风险评估能够提高患者对固有风险的理解度，并且可以更好地为医疗团队提供信息以做出临床决策。尤其对于手术高危患者，麻醉医师的评估具有重要意义。

1. 麻醉医师应于术前一日访视患者，做好相应麻醉前准备工作。

2. 麻醉前访视内容

（1）了解病史，包括现病史、既往史及个人史、麻醉手术史、食物药物过敏史等。

（2）体格检查，包括血压、心率、呼吸、体温、体重、身高、ASA（American Society of Anesthesiologists）分级等。

（3）实验室检查，包括血常规、尿常规、生化指标、凝血功能、血气分析等。

（4）特殊检查：包括心电图、超声心动图、动态心电图（Holter）、通气功能、X 线片、MRI、CT 等。

（5）与穿刺、气管插管等操作相关的检查：如脊柱形态、病变，有无义齿，门齿是否完整，颈部活动度、张口度等。

（6）了解患者的精神状态和对麻醉的特殊要求，做出相关沟通与解释。

（7）麻醉前用药：如镇静药、镇痛药、抗胆碱药、抗组胺药等。

3.评估患者整体状态并结合拟行术式进行麻醉方案设计，对患者接受本次麻醉和手术的耐受程度进行综合分析和评价，并对麻醉实施过程中可能出现的意外和并发症提出针对性解决方案。

二、UBE手术的麻醉诱导及手术体位的准备

（一）术前准备，麻醉诱导

1.制订麻醉计划。UBE手术主要还是以全身麻醉为主。为增强患者信心，保证手术的顺利，减少术后并发症，麻醉前准备往往需要麻醉医师、外科医师、巡回护士三方通力合作完成。

2.患者入室，安抚患者并鼓励患者增强信心，而后常规为患者进行心电监测、血氧监测、动脉血压监测及麻醉深度监测等。

3.诱导前再次检测各麻醉设备以及检查相关急救药品是否完善。

4.再次三方核对患者信息，确认无误后准备实施麻醉诱导。

5.根据体重及年龄、体质各方面因素综合考虑，给予患者相应的镇静药物、肌松药物、镇痛药物。使患者进入相对平稳状态，防止患者因气管插管刺激引起的血压、心率的波动从而对老年人或心脏病患者造成负担。

6.气管插管完成后对气管导管加固，以防止俯卧位后导管脱出。

（二）体位准备

谨慎摆放患者体位是脊柱手术中麻醉医师和外科医师共同的重要职责。

1.麻醉诱导前要观察患者上下肢的活动情况，搬动患者时应特别注意患者的颈椎，避免其发生损伤。

2.搬动患者时应时刻注意其血压与心率的变化，以防止老年患者因体位变化引起的心搏骤停以及相应并发症。

3.搬动患者时要注意防止气管导管脱出，并且要注意患者眼睛与下颌的位置，防止因俯卧位引起的视网膜中央动脉压迫导致动脉栓塞继而引起失明。

4.体位完成后适当加深麻醉，在手术开始前血压的控制目标为平均动脉压降低的幅度不超过治疗前水平的30%，然后监测患者的各项生命体征，而后再缓慢地将其血压降至安全水平，从而减少患者心、脑、肾等脏器的损害，为术者清晰的视野做好准备。

三、UBE手术术中的控制性降压及麻醉深度的维持

1.术中微量靶控丙泊酚加瑞芬太尼来镇静、镇痛并适当复合吸入麻醉效果很好。

2.术中控制性降压在100/60 mmHg水平可使手术野更加清晰，减少出血。但降压不可过低，以防止血压过低导致的微循环缺血继而引起乳酸堆积，甚至血氧过低而导致的肺损害。

3.如术中血压、心率过低可根据情况适当补液或者静脉注射多巴胺、阿托品、靶控去甲肾上腺素来维持循环，从而保证各器官的良好灌注与稳态。

4.麻醉控制降压效果评测：①磨钻处理骨面或咬骨钳处理骨面，是否有大量渗血。②操作口流出的液体红色的程度。③镜下融合处理完椎间隙终板的渗血情况。

5.如果血压在加深麻醉后依然不降，可以术中靶控泵注硝酸甘油和去甲肾上腺素来控制性降压，也可复合吸入麻醉来降压，但是复合吸入麻醉时间过长也可能会引起患者术后苏醒时的烦躁、谵妄等。

6.使用硝酸甘油的好处

（1）硝酸甘油能够扩张动静脉血管床，以扩张静脉为主，其作用强度呈剂量相关性。外周静脉扩张使血液潴留在外周，回心血量减少，左心室舒张末压降低。扩张动脉会使外周阻力降低，动静脉扩张，使心肌耗氧量减少，缓解心绞痛。

（2）对血管的作用：硝酸甘油能舒张全身静脉和动脉，但舒张毛细血管后静脉（容量血管）远较舒张小动脉的作用为强。对较大的冠状动脉也有明显舒张作用，对毛细血管括约肌则作用较弱且半衰期较短。

（3）硝酸甘油使容量血管扩张而降低前负荷，心室舒张末压及容量也降低。在较大剂量时也扩张小动脉而降低后负荷，从而降低室壁肌张力及氧耗。

（4）硝酸甘油禁用于心肌梗死早期（有严重低血压及心动过速时）、严重贫血、青光眼、颅内压增高和已知对硝酸甘油过敏的患者。

（5）如若患者在手术过程中术者刺激神经根时有跳动表现，可能与肌松程度或整体麻醉深度有关，可以在保证患者安全的前提下适当加深麻醉以保证手术顺利进行。

四、UBE术后苏醒及其注意事项

（一）麻醉拔管指征

1. 患者完全清醒，呼之能应。
2. 咽喉反射、吞咽反射、咳嗽反射已完全恢复。
3. 潮气量和每分通气量恢复正常。
4. 必要时让患者呼吸空气 20 分钟后测定血气指标达到正常。
5. 估计拔管后无引起呼吸道梗阻的因素存在。

（二）注意事项

1. 特别注意体位对眼球是否有压迫，眼睛是否肿大，对视力是否造成影响，是否有声音嘶哑、失声等情况。

2. 因为 UBE 手术有时时间较长，患者一直处在深麻醉状态，所以一定要给予患者足够的时间来恢复清醒，不可操之过急。

3. 可根据情况给予患者相应脱水利尿剂，以减轻患者心、脑、肾等器官的负担，并防止患者术后躁动等。

4. 多观察患者皮肤是否有破损，并监测患者体温，注意保暖。

5. 吩咐患者四肢运动，观察有无运动障碍或身体僵直等情况。

6. 苏醒良好后转运至病房或复苏室，并在第二天随访患者情况。

五、UBE麻醉小结

1. 给予相应的人文关怀，缓解患者的紧张情绪，

毕竟沟通是友谊与信任的桥梁。

2. 适当注意补液速度与注药速度，防止患者血压骤升骤降。

3. 控制性降压要时刻注意血压的变化，防止因血压过低导致的微循环灌注不足，引起乳酸堆积甚至器官衰竭。

4. 术后苏醒尤为重要，拔管指征一定要正确掌握，不可功亏一篑。

5. 相对禁忌证

（1）重要脏器实质性病变，如严重呼吸功能不全，心、肾、肝功能不全。

（2）血管病变，如脑血管病，严重高血压、动脉硬化及器官灌注不良。

（3）低血容量和严重贫血。

（4）有明显机体、器官、组织氧运输降低者，70 岁以上老年人或婴幼儿。

6. 保证脑与微循环的血氧供应是最重要的。

六、UBE手术麻醉病例

男性，84 岁，因腰椎间盘突出在全麻下行 UBE 腰椎间盘切除术。既往有高血压病史，口服硝苯地平控制，吸烟 30 年，双肺纹理增粗，双肺闻及哮鸣音，心电图 ST 改变。

1. 患者入室血压 170/80 mmHg，患者心情紧张，心率 90 次 / 分。

2. 麻醉诱导后血压缓慢降至 120/60 mmHg，进行气管插管，气管插管完成后，血压升至 125/70 mmHg，患者各项生命指征平稳，此时患者进行体位变动，缓慢进行以防止引起心搏骤停。一切就绪后，手术顺利开始，术中靶控泵注硝酸甘油与去甲肾上腺素来控制性降压，使血压一直维持在 105/60 mmHg 左右。

3. 术中注意补液速度，防止因补液过快引起心肺负担的加重。术中可适当给予激素以减轻手术操作引起的神经根水肿。

4. 患者苏醒良好，无烦躁、谵妄，血压 135/85 mmHg，意识清楚，无视神经损害，充足时间观察之后转运至病房。

（晋　一　晋清泉）

第二节　UBE 技术的患者体位及手术室布局

患者体位的摆放及手术室的布局是任何手术都首先考虑的问题。UBE 技术的患者体位摆放和手术室布局要求非常高且严格。患者体位摆放正确和手术室各种仪器及设备布局条理会使得整个手术操作准确、安全且流畅，达到事半功倍的效果。本节重点介绍 UBE 颈椎及腰椎手术的患者体位摆放和手术室布局。

一、UBE腰椎手术患者体位的摆放

Atoni 最早开展 UBE 技术时采用的是患者侧卧位，侧卧位的优势是腹部不受压迫，避免术中腹压过高导致的出血。但是术中维持侧卧位需要很多的固定装置，并且透视存在一定的问题。笔者在临床上遇到过很多存在严重内科疾病的高龄患者，由于心肺功能差，这些患者往往不能耐受全身麻醉，并且不能耐受长期的俯卧压迫。对于这些患者可能会选择侧卧位在腰硬联合麻醉下施术。UBE 技术引入到韩国后，患者体位由侧卧位改为俯卧位，也是现在 UBE 手术的标准体位。这对于对侧减压、镜下融合手术等术式来说都是非常舒适且熟悉的体位。

在体位垫的选择方面，我们还是倾向于头端高、尾端低并且中间悬空的硅胶垫。患者俯卧于这种垫子上面，本身可获得一个头高脚低的状态，可在不调整手术床的状态下获取 L_4-L_5 间隙或 L_5 椎体与地面垂直的状态。另外，腹部的悬空可避免腹部压迫引起的腹压增高。克氏针也可以很容易插入硅胶垫子上面并在与地面垂直的状态下固定以指导体位的摆放（图 5-2-1）。

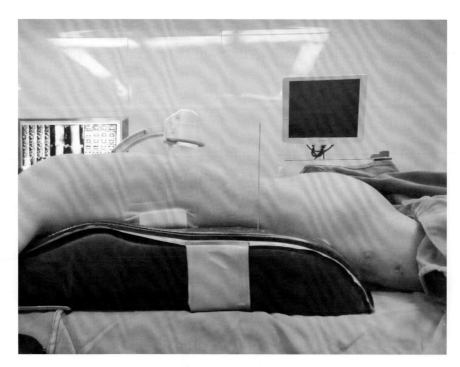

图 5-2-1　头高脚低的硅胶垫及位于垫子上与地面垂直的克氏针

首先侧位透视，用体表外的克氏针来指示椎间隙的方向（图 5-2-2），然后通过调整手术床的头高或脚高来确保与椎间隙方向一致的克氏针与地面垂直，这样责任间隙也会与地面垂直。责任间隙与地面垂直的好处有以下几点：①内镜和器械可以平分并且垂直于地面操作，更符合我们的操作习惯，而不是根据倾斜间隙而发生倾斜。②不会做错间隙。③可以获得一个标准的正位像，对于镜下融合置钉非常方便。

当然，对于 L$_5$-S$_1$ 节段由于头倾角度的存在，我们很难将椎间隙与地面垂直。这种情况下需要确保 L$_5$ 椎体或椎弓根的走向与地面垂直（图 5-2-3）。也就是在正位上获取一个 L$_5$ 的标准正位像。

L$_5$-S$_1$ 节段腰骶角度过大病例的处理经验：

腰骶角一般为 41.1°±7.7°，有的患者腰骶角过大，如大于 45° 称之为水平骶椎（图 5-2-4、图 5-2-5）。这种病例俯卧位后骶骨接近于垂直状态，椎间隙接近水平。

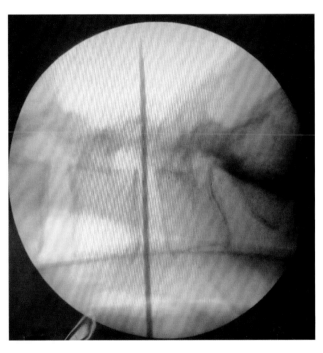

图 5-2-2　垂直于地面的克氏针与椎间隙的走行方向一致说明椎间隙与地面垂直

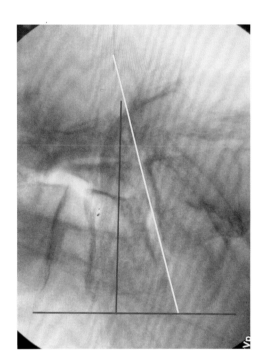

图 5-2-3　L$_5$-S$_1$ 存在间隙的头倾，确保 L$_5$ 椎体或椎弓根与地面垂直即可

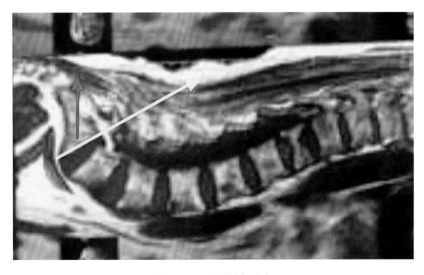

图 5-2-4　腰骶角过大

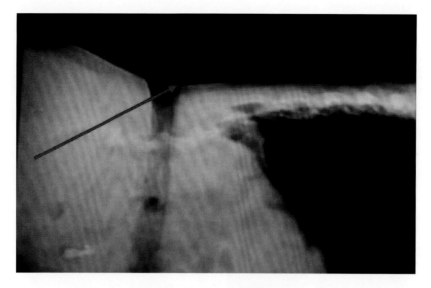

图 5-2-5　水平骶椎

对于此类患者行 ULIF 手术，摆体位、定位和操作都很困难。我们可以通过抬高手术床头消除一部分椎间隙的水平状态，但需要患者立起来才能获得一个很好的角度，但这样做是不现实的。只能通过侧位注射针头确定椎间隙的走向，确定 C 臂头倾的准确角度（图 5-2-6~ 图 5-2-8 ）。

投照所确定的椎弓根螺钉置钉的体表投影确定操作通道和内镜通道，这样内镜和操作器械到位后注定头倾严重。右侧入路无疑最容易从头端置入 cage，但头端采用椎板咬骨钳或其他器械操作时，抬高的背部可能会妨碍器械的操作（图 5-2-9 ）。

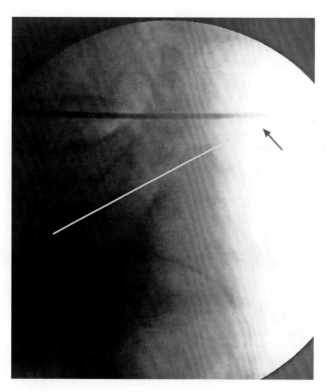

图 5-2-6　注射器的针头方向与椎间隙的方向一致

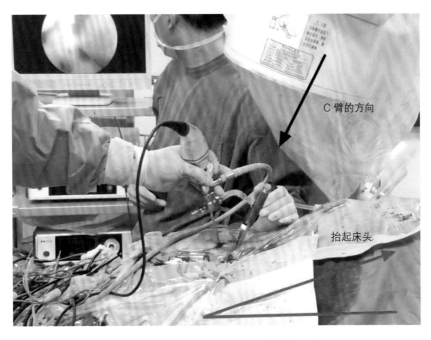

图 5-2-7　C 臂的角度参考注射器的角度

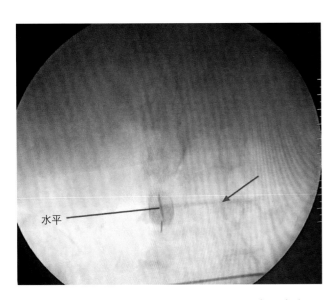

图 5-2-8　根据注射器针头方向调整 C 臂头倾的角度

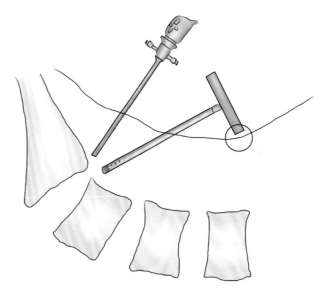

图 5-2-9　腰骶角过大，背部妨碍器械操作

二、UBE 颈椎手术患者体位的摆放

UBE 颈椎手术患者体位的摆放比腰椎复杂。我们会选择头高脚底的硅胶垫，并且必要的情况下可进一步将胸部的高度加高（图 5-2-10）。这样患者可以头低下，用宽胶布固定于前端的硅胶垫上。然后调整手术床，将床头抬高直至患者颈部后方皮肤与地面平行。为了避免患者整体向下滑动，床远端的挡板可掀起阻挡。这种体位类似于一种"喷气式飞机起飞的架势"。患者双侧肩部牵拉宽胶布可消除侧位透视时肩部的遮挡及颈部后方皮肤皱褶。患者双手位于躯干两侧，并用约束带固定，可在上、下肢建立两个静脉通路，以确保通畅。

UBE 颈椎手术患者摆放体位时也可以选择

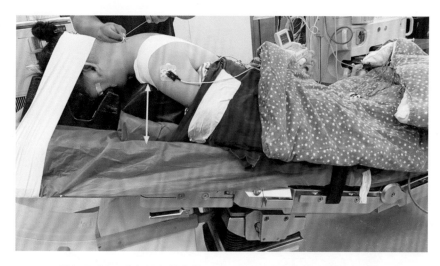

图 5-2-10　胸部垫起抬高是 UBE 颈椎手术患者体位摆放的关键

Mayfeild 头架固定。这样摆体位的目的是确保颈椎的曲线水平并且与地面平行（图 5-2-11）。在正位透视的时候就不需要 C 臂倾斜来获取标准正位像。在标准颈椎正位上定位操作，内镜和器械也不会出现倾斜（图 5-2-12）。

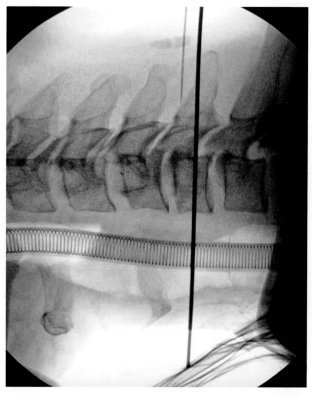

图 5-2-11　可以通过克氏针或注射器针头标示来抬高或降低床头确保颈椎曲线水平并与地面平行

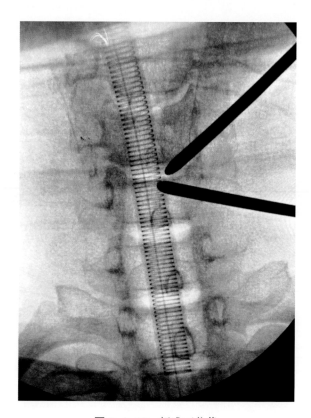

图 5-2-12　标准正位像

三、手术的布局

通常术者站于手术侧，旁边为跟台护士。对面是助手，帮助扶持 UBE 拉钩及控制吸引装置。C 臂、内镜塔、动力主机、等离子主机位于对面（图 5-2-13）。内镜塔及动力主机、等离子主机的位置根据头端或尾端的位置来确定。比如左侧手术病例，术者左手持镜，内镜塔通常位于左侧。术者右手持动力磨钻及等离子射频刀头，两者的主机位于右侧。右侧手术病例则相反，内镜塔位于患者的远端，而动力主机及等离子射频主机位于头端。悬挂水袋通常位于内镜塔的一旁，因为镜鞘和镜子是连接在一起的。麻醉医师及麻醉机位于头端。使用吸引器管或麻醉螺纹管连接积液袋并延伸到远处的水桶（图 5-2-14）。这样可腾出足够的脚下活动空间放置各种踏板。根据手术床的高低准备几个面积较大的踏板。腰椎手术时我们喜欢在远端放一个托盘，放置动力、等离子射频主机及相关器械。颈椎手术时最好在头端放一个托盘，放置镜子、镜鞘及相关器械。

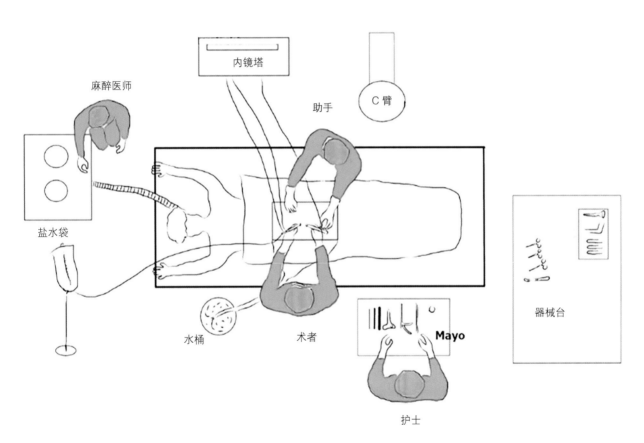

图 5-2-13　UBE 腰椎手术布局

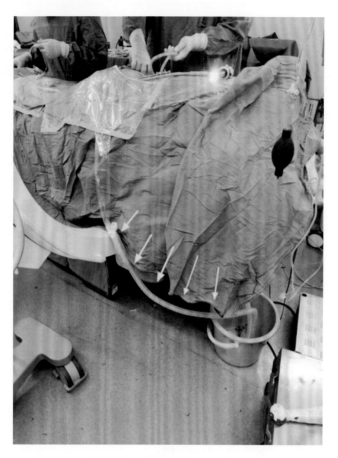

图 5-2-14　螺纹管的延伸有助于将水桶放置到头端从而为脚下腾出大量空间

（张　伟　吕桂萍　邓雪琴）

第六章 UBE技术在腰椎退变性疾病中的应用

第一节 UBE治疗旁中央型腰椎间盘突出症

一、概述

微创经椎板间隙入路已有20余年的历史，早在1997年Foley和Smith即已开展经椎板间隙入路显微内镜下腰椎间盘切除术（microendoscopic discectomy，MED），一度成为治疗腰椎间盘突出症（lumbar disc herniation，LDH）的重要微创技术。2005年德国学者Ruetten首次将椎间孔镜器械用于椎板间隙入路，开创了完全内镜下经椎板间隙腰椎间盘切除术（percutaneous endoscopic interlaminar discectomy，PEID），并取得满意效果。相对于MED操作系统，PEID的操作通道更加精细，结构更加优化，操作更加方便，但该技术仍然存在术后神经支配区域感觉异常、硬膜撕裂等并发症，Wang等报告高达10%的患者术中改行开放手术。De Antoni等于1996年首次报告了关节镜辅助下两个独立通道在腰椎手术中的应用结果。他们认为，采用观察和操作两个相互独立的通道极大地提高了操作的灵活性和工作效率。随着双通道理论的完善、相关手术器械和手术技术的不断优化，作为现有脊柱内镜系统的补充和拓展，双通道内镜技术逐渐在临床用于脊柱退行性疾病的治疗。2013年Soliman报告采用双通道灌注式内镜（irrigation endoscopic discectomy，IED）微创技术治疗腰椎间盘突出症，患者术后疗效满意。Heo等于2017年首次提出了单侧双通道内镜（unilateral biportal endoscopy，UBE）技术的概念并用于腰椎椎体间融合手术。由于临床上采用双通道内镜技术行脊柱手术时通常采用单侧入路、双侧减压，因此越来越多的学者使用"单侧双通道内镜"这一术语介绍该技术。

二、腰椎管局部骨性及神经解剖

解剖学研究发现，S_1 椎板上缘与 S_1 椎体上终板之间的距离比较恒定，平均约13.9 mm，而 L_5 椎板下缘与 L_5 椎体下终板之间的距离变化较大，在3.8~8.5 mm之间，相对于上位腰椎椎板间隙，L_5-S_1 椎板间隙是最大的，通常在21~40 mm。与 L_5-S_1 节段相比，上位腰椎椎板重叠多，椎板向下方垂直走行，椎间盘平面往往被椎板遮挡，所以内镜进入椎管前，需对黄韧带背侧骨性椎板进行部分切除，双通道内镜下可以运用微型磨钻或者椎板咬骨钳精准切除椎板，充分显露椎板间隙及黄韧带，同时不损伤关节突关节。

解剖学研究还发现，腰椎各节段神经根从硬膜囊的发出点也不尽相同，S_1 神经根在硬膜囊的发出点更靠头侧，75%位于 L_5-S_1 椎间盘平面以上，25%在 L_5-S_1 椎间盘平面，而 L_1~L_4 神经根的发出点均低于相应椎间盘水平，L_5 神经根发出点在 L_4-L_5 椎间盘平面以上者占8%，在椎间盘平面者占28%，其余64% L_5 神经根发出点低于 L_4-L_5 椎间盘平面。

三、手术操作

患者全身麻醉，俯卧于手术床上，双侧上肢外展上举放置于支臂板上，双侧腋下放置腋垫，圆柱形体位垫垫高躯干部两侧，使腹部悬空。调整手术床使腰椎呈水平位，双侧髋关节、膝关节呈屈曲位。

通常需要建立两个通道：内镜观察通道及操作通道。以右利手的术者为例，左侧病变观察通道通常位于近端，操作通道位于远端，右侧病变观察通道位于远端，操作通道位于近端，原则上操作通道位于术者的优势手侧。在整个手术过程中，可以根据需要进行内镜通道和器械通道的互换。以左侧病变为例，首先透视侧位，侧位确保椎间隙与地面垂直，在侧位上以目标椎间盘的上部画标记线（图6-1-1）。然后透视正位，两个通道在X线透视前后位上位于椎弓根连线的内缘。在责任椎间隙水平标记一横线，其与椎弓根内缘连线的交点近端15 mm为内镜通道，远端15 mm为操作通道（图6-1-2）。

透视辅助下先做操作通道切口，依次切开皮肤及固有筋膜，放置三级扩张导管至棘突与椎板交界部位进行软组织扩张和肌肉的剥离。拔除套管后放入UBE剥离器进一步处理椎板间隙表面的软组织。再做近端的观察通道切口，插入镜鞘，置入0°或30° 4 mm UBE内镜，持续重力灌注冲洗，生理盐水通过内镜镜鞘进入，操作通道排出。通过操作通道插入UBE半套管可以保持出水通畅，方便器械的进出。

使用90°射频消融电极进行止血及软组织清理，显露同侧上位椎体椎板下缘及下位椎体椎板上缘。应用4.0 mm关节镜刨刀磨钻或普通的脊柱外科高速磨钻处理上位椎体椎板下缘并将其磨薄，椎板咬骨钳咬除上位椎体椎板下缘直至黄韧带近端止点部位。将黄韧带从下位椎体椎板上缘止点处进行剥离，反

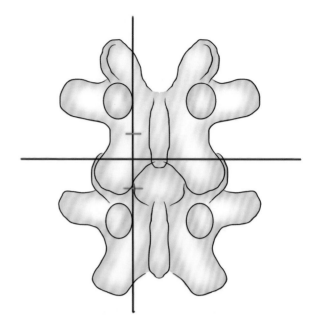

图6-1-2　在责任椎间隙水平标记一横线

向椎板咬骨钳咬除部分椎板上缘骨质，显露同侧黄韧带上下缘并切除，咬除部分关节突关节内侧缘骨质直至显露出同侧走行根的外缘，神经剥离子剥离神经根显露突出的髓核组织。经操作通道放入UBE拉钩，将神经根向中线方向牵拉开，沿UBE拉钩经操作通道置入髓核钳摘除突出的髓核组织。进一步证实神经根松解彻底，活动度良好。根据髓核与神经根的位置，可将旁中央型LDH进一步分为三个亚型：①腋下型：髓核位于神经根的内前方，顶点位于走行神经根背侧；②肩上型：髓核位于神经根的外前方，顶点位于走行神经根背侧；③肩前型：髓核位于神经根的正前方，顶点不超过走行神经根背侧。可用神经剥离子或神经探钩将游离的髓核剥离出来并摘除。如果觉得操作空间有限，可进一步切除上关节突的尖端部分以获得更大的操作空间。

四、技术优势

UBE技术治疗旁中央型腰椎间盘突出症相对于单通道技术来说，其术中操作灵活性比较大，手术视野更广，不仅可探查出口根腋下，而且可同时探查出口根肩上及肩前有无游离髓核。而对于内镜下经椎间孔入路椎间盘切除术（percutaneous transforaminal endoscopic discectomy, PTED），从侧方摘除腋下型髓核时外侧有神经根阻挡，有时需要切除部分后纵韧带才能进入硬膜外区域，神经根容

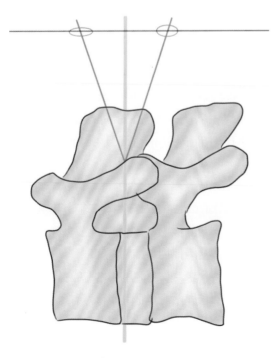

图6-1-1　在侧位上以目标椎间盘的上部画标记线

易遭受髓核钳的挤压，因此 PTED 术后神经根刺激症状相对较多。虽然 PEID 镜下解剖层次相对清晰，神经根与硬膜之间形成一定角度，此空间受腋下髓核的挤压扩大，但由于操作视野的限制，内镜下容易发生髓核残留，比例为 0.9%~6.7%，尤其当操作通道在髓核与神经根之间旋转时容易将部分髓核一起挤压至内镜视野范围外，而 UBE 镜下可避免因视野问题导致髓核组织残留。

UBE 技术采用水介质，视野较空气介质的 MED 清晰，加上持续的生理盐水冲洗，感染概率低，并发症少。与 PTED 相比，UBE 的操作通道是独立的，所以操作器械可采用传统大尺寸的椎板咬骨钳、髓核钳等器械，其处理病变的效率要显著高于 PTED。更重要的是，UBE 技术均采用后方入路，熟悉的解剖入路大大降低了学习曲线。当然，双通道内镜技术镜下熟练地操作器械需要掌握关节镜的三角理论，只有当内镜与器械汇聚到"三角"的顶点时，才能找到器械进行操作，内镜与器械的交叉或分离是很难在镜下找到器械。持续的灌注水压可以在椎管内硬膜的表面建立一个安全的操作空间，结合放大清晰的内镜术野，其硬膜损伤的概率大大降低，即便是术中出现硬膜损伤，UBE 技术在缝合修复硬膜损伤方面也较 PTED 更具优势，可使用特殊的缝合工具在镜下直接修复或采用硬膜夹夹闭硬膜裂口。在处理年轻的腰椎间盘突出症患者时，采用 UBE 技术缝合修复纤维环更加容易，可以很好地预防椎间盘突出症的复发。

五、典型病例

青年男性，右下肢放射痛，保守治疗无效。MRI 提示 L₅-S₁ 右侧的巨大突出。行 UBE 间盘摘除术（右侧入路）。术前、术中及术后情况见图 6-1-3~图 6-1-7。

UBE 治疗旁中央型腰椎间盘突出症

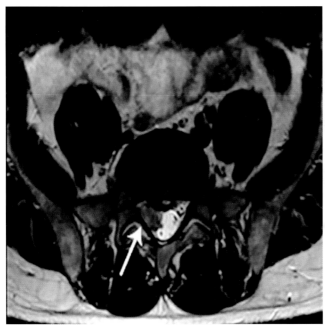
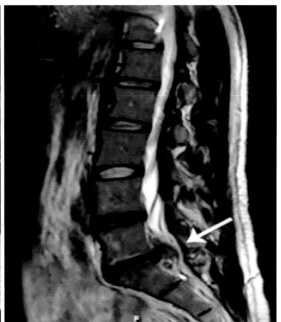

图 6-1-3　术前 MRI：L₅-S₁ 椎间盘突出（旁中央型），向右突出，压迫硬膜囊及神经根

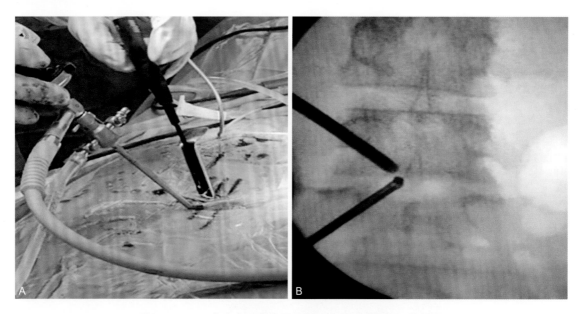

图 6-1-4　A.术中双通道位置关系；B.双通道腰椎正位投影

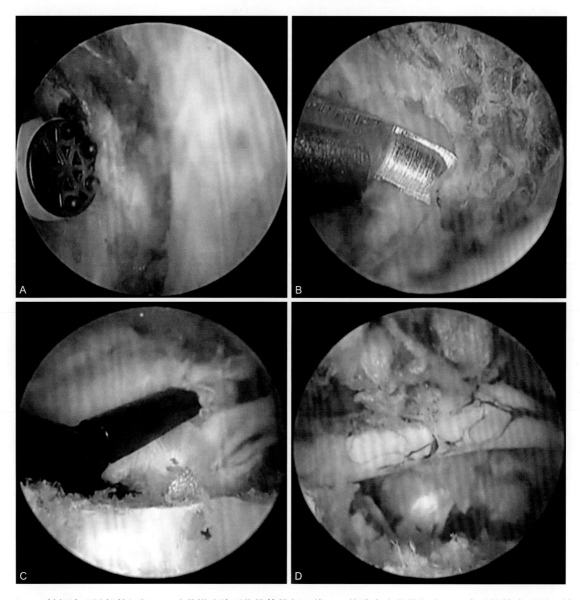

图 6-1-5　A.射频清理局部软组织；B.咬骨钳咬除下位椎体椎板上缘；C.摘除突出的椎间盘；D.术后椎管内示图，神经根松解完成

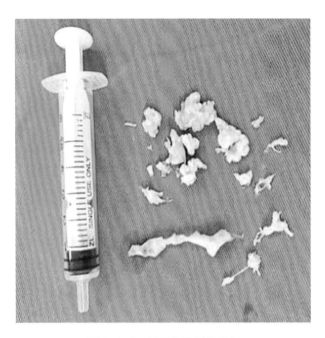

图 6-1-6　摘除的椎间盘组织

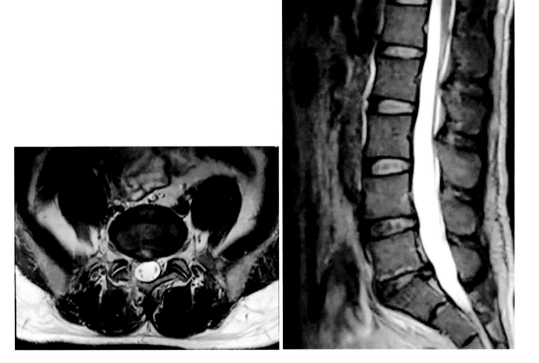

图 6-1-7　术后 MRI：腰椎术后改变，右侧突出物摘除，硬膜囊、神经根压迫解除

（程　伟　张　伟）

第二节　UBE 治疗高位腰椎间盘突出症

一、高位腰椎的相关解剖

　　高位腰椎又称上腰椎，位于胸椎和下腰椎之间，自上而下，椎体的高度、横截面积、椎间盘的厚度及腰椎的活动范围均逐渐增加，是脊柱弧度由后凸向前凸转变的移行区。与下腰椎相比，上腰椎椎板上下高、左右窄，厚度自上而下逐渐变薄，其倾斜角大，椎板间隙较小、甚至重叠。上腰椎的关节突关节靠近中线，自上而下，下关节突外缘和峡部外缘至棘突根部距离都逐渐增宽，而椎板下缘与椎间隙上缘距离逐渐减小，往往向下延伸的椎板会覆盖遮挡椎间隙。上腰椎的峡部外缘往往位于其椎弓根的内壁的连接线上。上腰椎的椎管呈卵圆形或近三角形，前者无侧隐窝、后者有较浅的侧隐窝，其截面积较下腰椎小，加上绝大多数的脊髓圆锥终止于此区域，故硬膜外前间隙很小，硬膜外脂肪亦较少。高位腰椎神经根同低位腰椎神经根相似，其从脊髓分出后，仍在硬膜囊内走行一段距离后才从硬膜囊穿出，此区域硬膜囊内神经结构较多，L_1~L_3 神经根多数从同序椎体后方的中 1/3 水平从硬膜囊穿出，而 L_4 神经根多数从 L_4 椎体后方上 1/3 水平穿出，其余从 L_3-L_4 椎间盘平面穿出。自上而下，神经根起点距离相应椎间隙的距离逐渐减小，而至相应椎弓根内下缘的距离逐渐增大。神经根出硬膜囊后向前倾斜，越往下神经根在椎管内的斜度、长度、活动度及其横径越大，而张力越小。此外，高位腰椎间盘的纤维环和后纵韧带较薄，髓核易破入椎管、甚至破入硬膜囊，有时脱出的髓核碎片在椎管内向上、下、对侧或椎间孔区域移动，致广泛神经受压。

二、高位腰椎间盘突出症的临床特点

　　高位腰椎间盘突出症的定义尚有争议，广义上指 T_{12}-L_1 至 L_3-L_4 间盘单节段或多节段突出并引起相关临床症状者，狭义上指 L_1-L_2 至 L_2-L_3 间盘单节段或双节段突出并引起相关临床症状者。

　　高位腰椎的活动度较小，其椎间盘突出症的发生率也相对较低，文献报道占所有腰椎间盘突出症的 1%~10%。然而由于高位腰椎水平硬膜囊内神经组织较多，神经根出硬膜囊后走向较平，其横径细、长度短、活动度小，加之高位腰椎椎管容积较小等解剖特点，高位腰椎间盘突出后常压迫较多神经组织，其症状、体征呈多样性，且轻重不一，轻者仅有腰部酸胀或下肢不适，重者可突发大小便障碍、下肢运动障碍甚至瘫痪。概括起来，高位腰椎间盘突出的临床表现有以下一项或几项：①腰背部疼痛、僵硬，活动异常，局部压痛、叩击痛阳性。②伴有腰椎管狭窄者可出现相应表现，如间歇性跛行等。③马尾神经损伤表现：双下肢及会阴部感觉障碍；括约肌功能障碍表现为排尿排便乏力、尿潴留、大小便失禁，男性还可出现性功能障碍。④腰丛组成神经损伤表现：下腹部、耻骨区、腹股沟区、会阴部、臀部及下肢的皮肤感觉障碍，或局部压痛、放射痛，髂腰肌、内收肌、股四头肌等下肢肌肉功能障碍，严重者可出现肌肉萎缩，股神经牵拉试验阳性等。⑤骶丛组成神经损伤表现：双侧臀部及下肢的感觉、运动障碍，膝腱、跟腱反射减退或消失，直腿抬高试验阳性等。由此可见，高位腰椎间盘突出症的临床表现复杂多样，范围广泛，定位体征多不明确，尤其伴有中央巨大突出硬膜内外多根神经受累、多间隙突出或椎管狭窄时，其症状、体征更为复杂，诊断较为困难，常出现漏诊、误诊。因此，完善的影像学检查已经成为高位腰椎间盘突出症诊断的必要措施。

三、UBE技术在高位腰椎间盘突出症手术中的应用

（一）手术适应证

　　经影像学和临床表现确定诊断为单（或双）节段的高位腰椎间盘突出症，伴或不伴有腰椎管狭窄症、退行性腰椎滑脱（Meyerding 分级Ⅰ°、Ⅱ°），经保守治疗 6 周效果不佳者，或中央型腰椎间盘突出

脱出椎管伴严重马尾神经症状者。

（二）手术禁忌证

3 个及以上责任节段突出；青少年脊柱侧弯或退变性脊柱侧弯（Cobb 角≥10°），Meyerding 分级Ⅲ级及以上的退行性腰椎滑脱需要术中提拉复位者；合并有新鲜椎体骨折、肿瘤及其他严重内科疾病不能耐受手术者；合并凝血功能障碍，或长期服用抗凝类药物者等。

（三）手术操作

1. 体位和麻醉

患者取俯卧位，腹部垫空，留置导尿管，调整手术床使手术节段椎体呈水平位，双侧髋、膝关节呈轻度屈曲位。

2. 术前定位

术前透视获取标准的腰椎正、侧位像，确认责任椎间隙并标记。①椎板间（interlaminar）入路：于棘突与椎板的交界部位做一横向标记线，沿上下椎弓根内缘画一纵向标记线，两线的交点上下 1.5 cm 分别为观察切口与操作切口。②椎旁（paraspinal）入路：于责任椎间隙上下节段椎弓根外缘连线向外间隔 2 cm 处作一平行线，平行线与上位椎体椎弓根下壁或峡部位置水平线的交点上下 1.5cm 分别为观察切口与操作切口（图 6-2-1）。

3. 操作步骤

（1）椎板间入路：显露棘突根部与上位椎板下缘的交界处为第一视野，然后将手术视野向外下扩大，充分显露关节突关节内侧缘与椎板间隙。切除部分上椎板下缘和下椎板上缘及 corner 位置，对于需要融合的病例，需切除上位椎体的下关节突、甚至下位椎体的部分上关节突内缘及尖部。然后松解并咬除黄韧带显露硬膜囊，沿硬膜囊表面向外侧及远端探查，外界直至椎弓根内壁，显露相应节段神经根，用神经剥离子探查、剥离后显露突出髓核，使用髓核钳分次摘除。对于需要融合的病例可辅助 quarterback-K-portal，经 quarterback-K-portal 置入 1.5 mm 克氏针将硬膜囊和神经根牵向对侧。但是对于高位椎间盘突出，不能为了追求操作空间而盲目地对神经根进行过度牵引。然后摘除残余椎间盘，处理椎间隙，植入自体骨和合适大小的 cage，最后经皮置入椎弓根螺钉。放置引流，充分止血、闭合切口，手术完成。

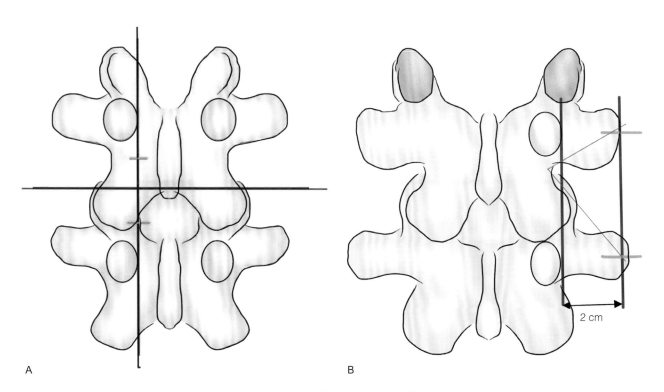

A　　　　B

图 6-2-1　UBE 技术的示意图。A. 椎板间入路；B. 椎旁入路

UBE 治疗高
位腰椎间盘
突出症

（2）椎旁入路：显露椎弓根峡部为第一视野，然后沿峡部、横突下缘开始用磨钻磨削（图6-2-2A），显露并切除上关节突尖部暴露位于下方椎间孔区域的黄韧带，用神经剥离子从横突或椎弓根下壁的下方椎间孔区域黄韧带止点位置剥离黄韧带、然后用椎板咬骨钳将其咬除，直至清楚显露出口根。使用等离子刀头对出口根周围的根动脉进行预止血，用神经剥离子分离突出髓核与硬膜囊或神经根的粘连，摘除突出髓核、减压出口根。为了进一步切除位于椎管内的间盘组织，可使用30°的内镜，并将内镜的最大视野调整到椎管方向，发现旁中央或中央位置突出的髓核组织，并进行摘除。对于需要融合的病例，可辅助第三切口，其具体位置在椎弓根外缘旁开1.5~2.0 cm与椎间隙水平线交点处（图6-2-2B）。可经第三切口采用最佳角度处理椎间隙，然后植入自体骨和合适大小的cage，经皮置入椎弓根螺钉。放置引流，止血、闭合切口，手术完成。

（四）术后处理

常规应用抗生素和小剂量激素一次，患者完全清醒后鼓励其行双侧下肢功能锻炼，并逐步加大强度。①非融合患者：术后24小时拔出引流管，并鼓励患者胸腰支具保护下下地活动。②融合患者：术后48小时拔除引流管，术后3天在胸腰支具保护下下地活动。如果术中出现硬膜囊破裂者，引流管可延长至术后5~7天拔出。非融合病例支具保护1个月，融合病例支具保护3个月。

四、操作要点及体会

操作要点：①术前尽可能地确保椎间隙或椎体与地面垂直获得一个标准的正位透视像，并做好标记，确定第一视野的位置。②椎板间入路：棘突根部与上位椎板下缘的交界处为第一视野，应充分显露关节突关节内侧缘及责任椎间隙上、下缘的椎板，然后逐步进入椎管，分离并切除突出髓核。对于需要融合的病例可增加第三切口，经第三切口辅助完成椎间隙处理和融合操作。椎板间入路术前可测量下关节突的宽度，术中根据镜下标尺或磨钻头的大小来控制关节突关节切除的大小，避免因切除过多导致节段不稳。③椎旁入路：显露椎弓根峡部为第一视野，也是最安全的dock（着陆）点。显露并切除上关节突尖部，逐步进入椎管实现对突出髓核的摘除和减压。对于需要融合的病例可增加第三切口，

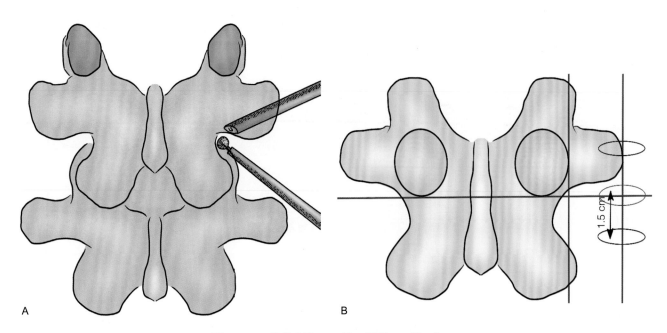

图6-2-2　椎旁入路。A.第一视野；B.第三切口

经第三切口处理椎间隙，完成融合操作。

根据高位神经根的解剖特点，手术操作时避免对其过大牵拉造成损伤。高位腰椎椎板间隙较小，故 UBE 手术时经椎板间入路对椎板切除范围比下腰椎更为广泛。对于椎旁入路，第一视野应选取椎弓根下壁及峡部，上位神经的出口根往往就位于操作视野的前方，在磨除或咬除局部骨质时，避免伤及前方的出口根。并且根动脉通常位于出口根的腋窝位置，在该区域可进行预止血操作，避免引起大量出血导致视野不清。

五、典型病例

（一）病例 1

男性，26 岁，L$_1$-L$_2$、L$_2$-L$_3$ 椎间盘突出症。腰背痛伴双下肢放射痛，直腿抬高试验：左侧 30°、右侧 40°；股神经牵拉试验：右侧（＋）、左侧（－）。行 UBE 双间隙减压（L$_1$-L$_2$ 行椎旁入路，L$_2$-L$_3$ 行椎板间入路）。术前、术中及术后情况见图 6-2-3～图 6-2-6。

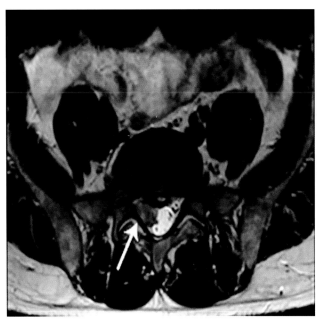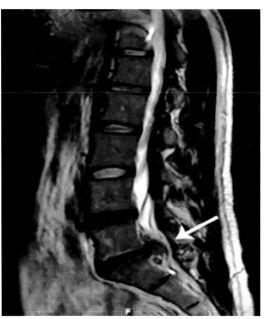

图 6-2-3　术前 MRI

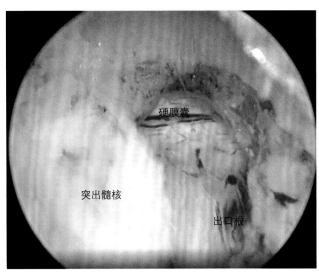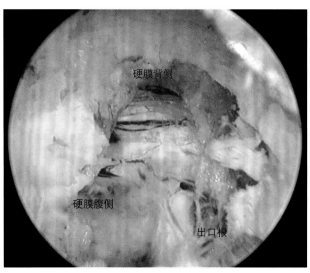

图 6-2-4　术中影像

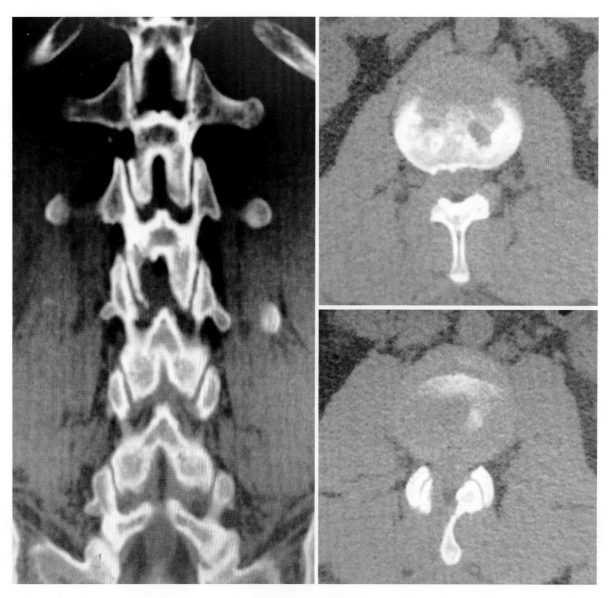

图 6-2-5　术后 CT

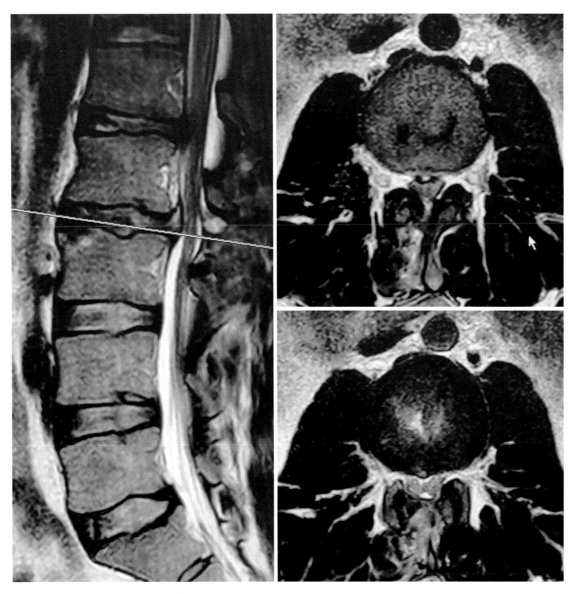

图 6-2-6　术后 MRI

（二）病例2

女性，64岁，L$_2$-L$_3$椎间盘突出症，腰背痛伴右下肢放射痛，强迫体位，直腿抬高试验、股神经牵拉试验因疼痛不能配合。行UBE减压融合。术前、术中及术后情况见图6-2-7～图6-2-10。

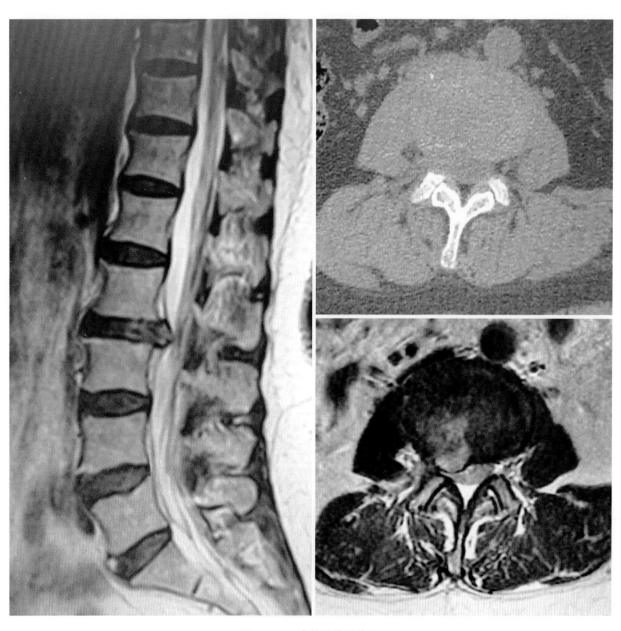

图6-2-7　术前影像学检查

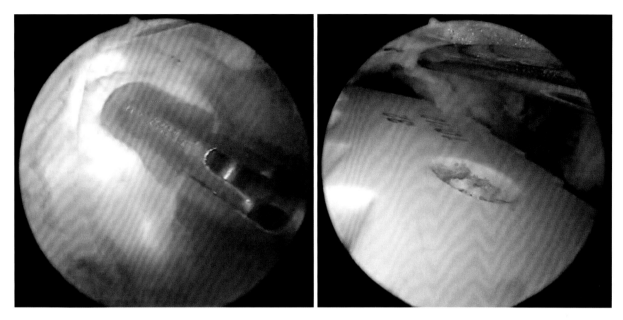

图 6-2-8　术中影像

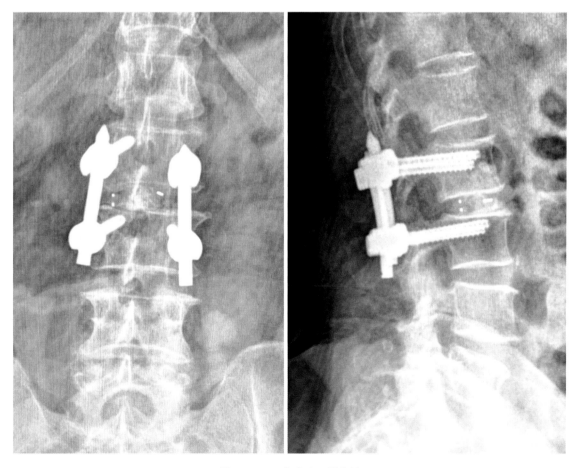

图 6-2-9　术后正、侧位片

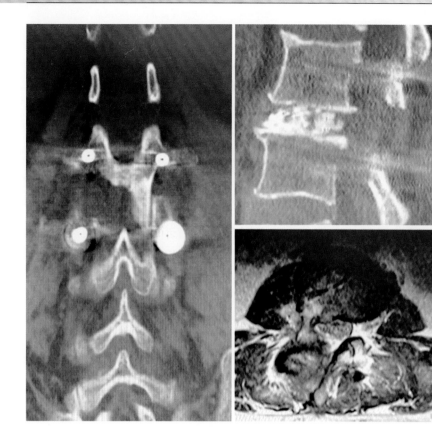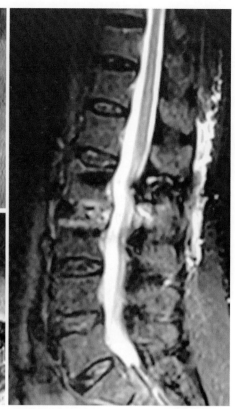

图 6-2-10　术后 CT 和 MRI

（邵荣学　张　伟　乐　军）

第三节　UBE 腰椎间孔及椎间孔外区域椎间盘突出摘除术

一、概述

极外侧型腰椎间盘突出症（far lateral lumbar disc herniation, FLLDH）是腰椎间盘突出症的一种特殊类型。Abdullah 等首次以极外侧腰椎间盘突出症的概念报道了此病，其定义是椎间盘组织突出或脱出至椎间孔和（或）椎间孔以外，压迫同一节段神经根和（或）背根神经节，引起腰部疼痛和下肢相应神经支配区域的放射性疼痛、麻木甚至肌力减弱等症状。但该病发病率的报道并不一致，临床报道占腰椎间盘突出症患者总数的 7%～12%。随着高分辨率 CT 和 MRI 等现代成像设备的出现，FLLDH 的诊断率不断上升。尽管对其存在的认识有所提高，但最佳治疗方法仍然存在争议。FLLDH 手术治疗主要包括椎板间开窗或扩大开窗入路、经峡部横突间入路、经关节突入路及椎间孔切口入路。但由于极外侧椎间盘突出的突出物位置特殊，开放手术对椎旁肌剥离范围广、创伤大，术后常发生肌纤维瘢痕化、腰背肌无力及腰背痛等并发症，影响手术疗效。

随着脊柱微创治疗水平不断提高以及相关器材的不断更新换代，治疗腰椎间盘突出症采用的微创技术更是得到充分的进步及发展。脊柱微创技术可以显著缩短患者的住院时间，加速患者的康复。椎间盘镜技术及单通道椎间孔镜技术是脊柱微创内镜技术的经典技术。但是前者采用空气介质，视野的清晰程度受到烟雾及飞溅的血滴的影响，需要经常擦拭镜头，并且在越顶处理对侧结构时其机动灵活性受到很大的限制。椎间孔镜技术是目前非常流行的技术，水介质手术可确保视野的清晰，穿刺直接到达病变靶点，效果直接有效，并且通常在局部麻醉下手术，术中患者可以提供反馈，更加安全。但是有限的镜下操作空间也限制了器械的尺寸，在处理狭窄等复杂病例方面其效率受到很大的限制。单孔镜直接到达靶点的位置通常位于椎间孔区域的出口根处，局部麻醉下患者体验很差，甚至不能耐受手术。另外，单孔镜穿刺陡峭的学习曲线也是初学者需要克服的障碍。单侧双通道脊柱内镜技术最早由 Antoni 提出，初期用于椎管内的间盘突出病例，取得良好的疗效。经过韩国微创团队的努力，该技术在椎管狭窄微创治疗方面体现出极大的优势。随着技术的不断革新，UBE 技术也逐渐应用于椎间孔区域病变的治疗，如椎间孔区域的椎间盘突出，椎间孔外的椎间盘突出，椎间孔区域的狭窄及容易被忽视的 Far-out 综合征。由于其采用全麻手术、由浅入深的解剖显露以及各种传统开放手术器械的介入大大提高了 UBE 技术在椎间孔区域病变中应用的安全性和高效性。本节重点介绍该技术在处理椎间孔区域椎间盘突出和孔外椎间盘突出时的技术细节。

二、椎间孔区域的相关镜下解剖

　　脊柱内镜下的解剖是一个放大的局部解剖。椎旁入路的第一个安全的"着陆点"为峡部区域，所以镜下解剖也主要是围绕峡部区域，我们会看到位于头端的横突及中线方向的峡部和关节突尖部（图 6-3-1）。关节突尖部是非常重要的解剖结构，对于很多退变增生严重的病例，关节突尖部可能很难识别。找到关节突尖部整个手术就简单了。关节突尖部由于椎间隙的退变塌陷逐渐向上移位引起椎间孔区域的狭窄。椎间孔区域的黄韧带位于上关节突内外缘之间的区域（图 6-3-2），从椎管内向椎间孔区域延伸，其上缘与椎弓根下壁及横突之间存在裂隙，磨除部分横突下缘后会找到裂隙，并由此突破切除黄韧带。黄韧带的下方即是出口根（图 6-3-3）。出口根的腋窝区域是椎间盘突出的常见部位。椎间孔区域的血管非常丰富，腰椎的节段动脉在椎间孔前外侧分为前后 2 支：前支（横突前支）在对应椎体的横突下缘，横突间韧带的腹侧走行向外；后支在相应的椎间孔缘分为脊支及背侧支，脊支发出多个

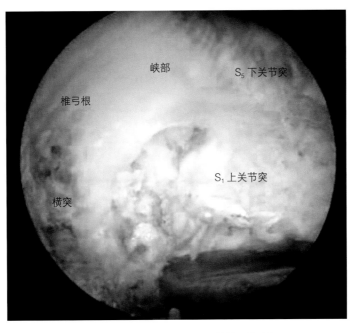

图 6-3-1　L_5-S_1 椎间孔区域镜下解剖

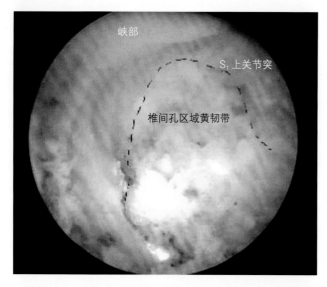

图 6-3-2   去除 S_1 部分上关节突显露椎间孔区域黄韧带

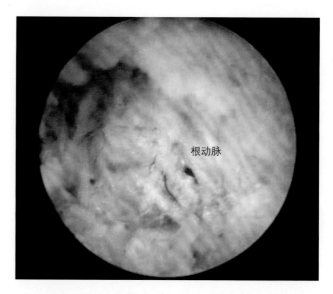

图 6-3-3   去除椎间孔区域黄韧带显露出口根

分支通过椎间孔进入椎管，其在椎间孔处一般分为 3 支：前方的一支走行至椎体，后方的一支向后走行至椎弓，中间的根动脉伴行于脊神经根，通常位于出口根的腋窝部（图 6-3-4），并分为前、后根动脉，为脊神经前、后根提供血供。

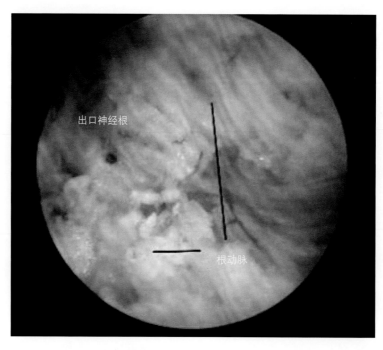

图 6-3-4   出口根及根动脉

三、手术技术

1. 麻醉及体位

椎旁入路经过的肌肉较多，所以选择全身麻醉可以获得一个很好的肌松。并且全身麻醉下可以很好地控制血压。患者体位一般为俯卧位，腹部悬空（图 6-3-5）。

2. 术前定位

首先介绍 Dr. son 的定位方法。侧位上目标点位于椎间孔区域，透视侧位时确保椎体与地面垂直，这样可获得一个标准的正位像。正位标记椎体外缘线，椎体外缘线外侧 1 cm 画一条平行线，该线与峡部水平线交点近端 1 cm 为内镜通道，远端 1 cm 为操作通道（图 6-3-6）。

还有一种定位方法是在上下横突中线水平，椎弓根外缘旁开 2 cm 做切口，L_5-S_1 节段远端切口参考 alar 水平并紧贴髂嵴做切口（图 6-3-7）。

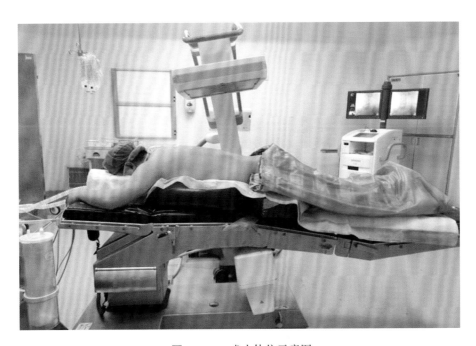

图 6-3-5　术中体位示意图

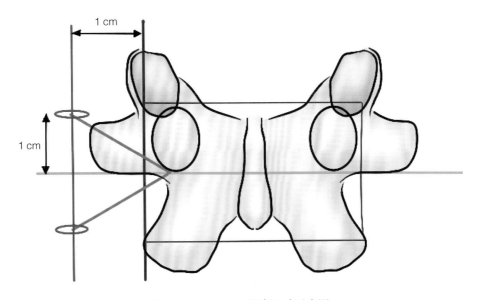

图 6-3-6　Dr. son 椎旁入路示意图

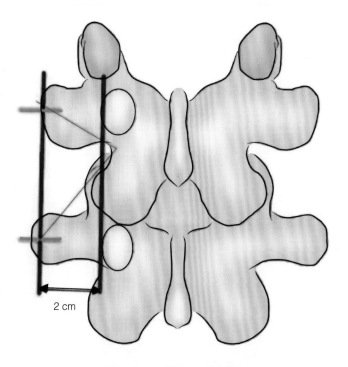

图 6-3-7　椎旁入路示意图

3. 椎间孔区域间盘突出及狭窄病例操作技术

先建立操作通道，X 线透视确保一级导杆定位到峡部位置（图 6-3-8），依次插入逐级扩张导管对软组织进行扩张，并做峡部区域软组织的剥离。同样方法再建立内镜通道，置入内镜前确认好内镜的正确方位。内镜监视下，采用等离子刀头清理峡部、横突及关节突关节表面的软组织，显露该区域的镜下解剖，并进行充分止血。使用磨钻处理横突下缘及峡部外缘（图 6-3-9），显露出下位椎体的上关节突尖部（图 6-3-10）。对于退变增生严重的病例，此处是手术的关键。使用磨钻或骨凿将上关节突尖部去除，显露出位于椎间孔区域的黄韧带（图 6-3-11）。

磨除部分横突下缘后即可显露出椎间孔区域黄韧带的上缘止点，经上缘止点可将黄韧带掀起或切除（图 6-3-12）。切除黄韧带后即可见到位于下方的出口根。由于位于腋窝部位的突出间盘将其顶起，外加炎性反应，会看到出口根红肿状态（图 6-3-13）。这时需要在神经根的周围尤其是腋窝部位及远端进行预止血操作，避免根动脉的损伤（图 6-3-14）。椎间孔区域突出的间盘一般位于出口根的下方及腋窝部位，可用神经剥离子或神经探钩将游离的髓核剥离出来并摘除（图 6-3-15）。如果觉得操作空间有限，可进一步切除上关节突的尖端部分以获得更大的操作空间。

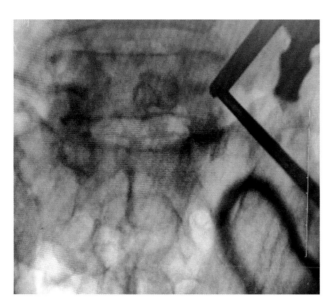

图 6-3-8　工作通道第一着陆点

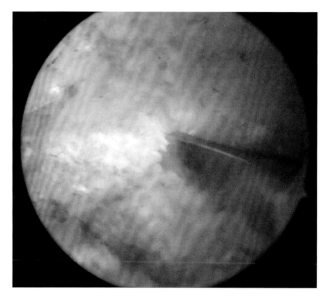

图 6-3-10　骨凿去除部分上关节突尖

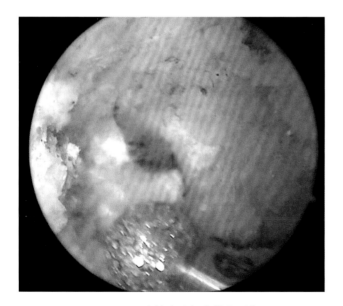

图 6-3-9　磨钻磨除部分横突下缘

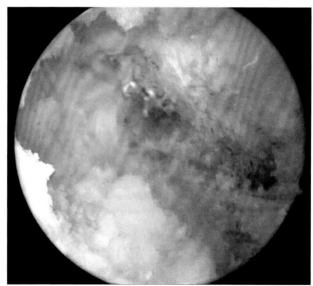

图 6-3-11　椎间孔区域的黄韧带

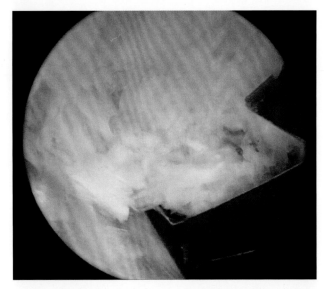

图 6-3-12　椎板咬骨钳去除黄韧带上缘

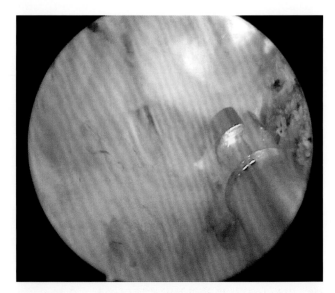

图 6-3-14　射频刀头预止血

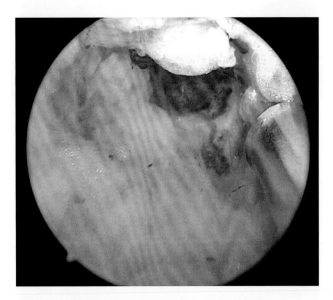

图 6-3-13　去除黄韧带，显露出口根

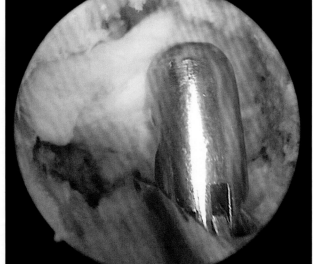

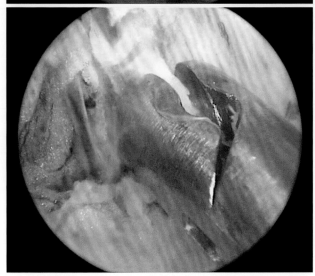

图 6-3-15　髓核钳取出突出椎间盘

4. 椎间孔外区域间盘突出病例操作技术

椎间孔外区域的操作步骤与椎间孔区域的操作步骤一样，但是在显露出口根后，要于上关节突的外缘寻找突出的间盘，并进行摘除（图6-3-16）。该区域的血管较丰富。切口的定位偏外一些对于该区域的操作更灵活。

四、手术技巧及注意事项

1. 手术的dock（着陆）点一定要位于峡部骨性结构上缘，然后再由内向外地显露。定位偏外可损伤到腹膜，从而导致腹腔脏器损伤。

2. 关节突尖部的显露是整个手术操作的关键步骤，因为对于某些退变严重的病例，上关节突上移，关节突尖部顶到横突与峡部交界的部位，导致解剖标志不清晰。镜下可采用磨钻进行打磨，然后辨认相关的解剖结构。

3. 镜下处理节段动脉（根动脉）损伤是比较棘手的问题，清晰的镜下环境是避免损伤根动脉的前提条件，因此预止血很重要。刚开始显露时，一定要注意横突表面、峡部及关节突关节偏外区域的预止血。切除椎间孔区域黄韧带时也是最容易引起根动脉损伤的操作步骤，可边切边止血，保持镜下视野清晰。出口根的腋窝部位及其向孔外的延伸区域也是重点止血区域。一旦发生根动脉的损伤，应在内镜监视下插入等离子刀头，然后将内镜贴近出血部位，通过镜鞘出水使镜下视野相对清晰，此时等离子刀头也进一步跟进，对出血点进行充分止血。

UBE治疗极外侧型腰椎间盘突出症

UBE治疗far out综合征

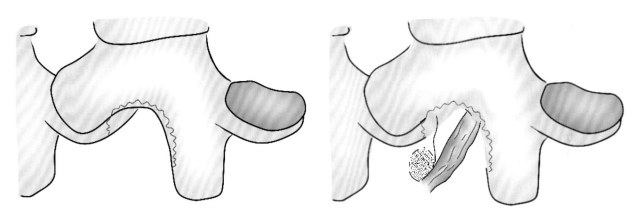

图6-3-16　峡部解剖示意图

（张　伟　程　伟　潘　浩）

第四节   UBE 治疗游离型腰椎间盘突出症

一、概述

近年来对于临床常见疾病腰椎间盘突出症（lumbar disc herniation，LDH），经皮脊柱内镜技术，因其手术创伤小、靶点精准减压、术后康复快的特点，逐渐替代开放手术在临床中普遍开展。文献报道游离型椎间盘突出症占 LDH 的 35%～72%，重度游离型椎间盘突出症占 LDH 的 13%～25%，采用常规镜下手术入路，由于置管角度限制及骨性结构的遮挡，很难达到靶点取出游离髓核组织，不能进行彻底的减压，失败率高达 20%，甚者伤及神经根及硬膜囊。因此，高度游离型椎间盘突出症给脊柱外科医生带来巨大的挑战。

虽然经皮椎间孔镜技术得到了迅猛发展，新的手术入路、手术方式以及手术器械不断被提出并采用，但根据文献报道，经皮脊柱内镜下腰椎间盘切除术（percutaneous endoscopic lumbar discectomy，PELD）治疗 LDH 失败率仍维持在 2.3%～15%，其中游离型椎间盘突出症是其主要危险因素。Yeung 等报道应用 PELD 治疗 307 例 LDH 患者，患者术后优良率达 89.3%，但难以在镜下完全摘除游离的髓核组织。游离型 LDH 患者往往伴随剧烈疼痛，其原因主要是游离的髓核组织不仅对神经造成物理压迫，髓核本身也可引起无菌性炎症反应，并且马尾损伤发生的概率显著高于其他突出类型，因此建议对该类型 LDH 尽早手术治疗。脱垂游离型腰椎间盘突出症在临床中较为常见，占 LDH 的 35%～72%，重度游离脱垂占 LDH 的 13%～25%。因骨性结构及手术器械的限制，以及传统入路相对较高的手术并发症发生率，游离型腰椎间盘突出症尤其是高度游离的椎间盘脱出一度被认为是椎间孔镜手术的禁忌证。有文献报道，单纯经皮内镜经椎间孔治疗向下游离的椎间盘的手术优良率为 91.6%，治疗向上游离椎间盘的手术优良率为 88.9%，而治疗轻度移位椎间盘突出的手术满意率为 97.4%，高度移位椎间盘突出的手术满意率为 78.9%。虽然随着手术器械和手术技术的发展，术中环锯、磨钻的应用，发展出了椎间孔成形术和椎板切除术等以解决这一问题，但是这类手术在治疗高度向下游离 LDH 时往往会损伤关节突并且需要经过神经根，存在一定的危险性，且效率不高，耗时长，因此，寻找更为经济安全的术式极为重要。

二、手术技术

单侧双通道内镜技术（unilateral biportal endoscopy，UBE）采用观察和操作 2 个通道，观察通道用于内镜显露手术视野兼顾灌洗液持续冲洗，操作通道应用脊柱外科常规减压工具，与传统后路开窗手术原理类似，经后路椎板间扩大开窗进行椎管内减压。相比于单通道椎间孔镜技术，双通道的优势在于 2 个经皮通道无工作套管限制，内镜和手术器械可 360° 活动，操作方便灵活，活动空间大，可对椎管内各方向、各部位进行探查，利于全椎管探查减压，可以达到接近开放显微手术的效果。

（一）麻醉及体位

患者全身麻醉，俯卧于手术床，双侧上肢外展上举放置于支臂板上，双侧腋下放置腋垫，圆柱形体位垫垫高躯干部两侧，使腹部悬空。调整手术床使腰椎呈水平位，双侧髋关节、膝关节呈屈曲位。

（二）同侧入路

同侧入路是常规入路，也是大家比较熟悉的入路。需要从下位椎体的椎板上缘开始向远端做一个椎板的切除。对于 L_4-L_5 及 L_5-S_1 节段来说，椎板较宽，一侧的半椎板切除对于稳定性来说影响较小（图 6-4-1）。

对于向下游离型腰椎间盘突出，用枪钳咬除或动力磨钻磨除部分下位椎板上缘，直至黄韧带上缘及下缘漂浮。使用神经剥离子松解分离硬膜囊和黄韧带粘连，将黄韧带向尾侧剥离下来，咬除黄韧带，

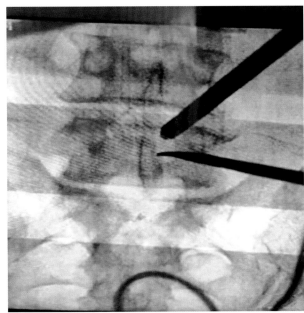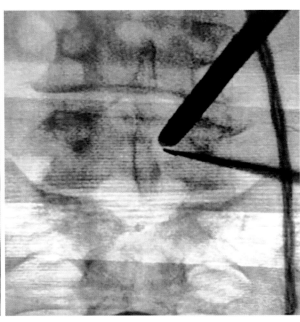

UBE 治疗游离型腰椎间盘突出症

图 6-4-1　同侧入路双通道腰椎正位投影。头侧：观察通道，尾侧：操作通道

显露硬膜囊。沿硬膜囊及神经根外侧减压，逐渐显露神经根。依据术前影像学资料提示的髓核脱出游离方向探查椎管，根据需要利用枪钳或磨钻扩大开窗，找到脱出游离的髓核后，先利用剥离子分离其与周围软组织的粘连，经操作通道助手使用 L 形神经拉钩牵开硬膜囊或神经根，术者利用髓核钳摘除游离的髓核组织。

减压完成的标志：硬膜囊恢复正常搏动，外膜血管充盈；硬膜囊、神经根恢复正常的形态和路径；硬膜囊、走行神经根或出口神经根全程减压；出现明确充分的硬膜囊、神经根周围间隙；无明显出血。

（三）对侧入路

对侧入路即 contralateral approach，该入路包括椎板下入路（sublamina approach）及经椎板入路（translamina approach），其中前者是处理间盘向上游离的病例，后者是处理间盘脱垂病例。对侧入路的重点是下位椎体的棘突根部，在这里建立足够的空间可以打开通向对侧椎弓根之门。对侧入路由于对骨性结构破坏较小，尤其适用于高位椎间盘脱出病例，将在本书后续章节详细描述。

（程　伟　张　伟　李志林）

第五节 UBE 治疗钙化型腰椎间盘突出症

一、概述

钙化型腰椎间盘突出症（calcified lumbar disc herniation，CLDH）是腰椎间盘突出症的一种特殊类型，是指突入椎管内的椎间盘髓核组织钙盐沉积，逐渐坚硬钙化的一种现象，文献报道 CLDH 发生率为 4.7%~15.9%，常见于年龄较大、病史较长、曾多次接受手术治疗及长期保守治疗的患者。目前，CLDH 具体的病理机制尚不清楚，但有研究认为，突出椎间盘髓核钙化与椎间盘的退行性改变之间存在关系，CLDH 常合并有后纵韧带、黄韧带骨化以及椎管狭窄等脊柱退行性改变。在退行性改变的基础上合并一些外界的刺激因素，如慢性炎症，脊柱创伤，代谢性疾病，长期接受不正规的激素、推拿按摩等保守治疗，长期接受抗骨质疏松治疗等均会使得局部组织增生机化，增加突出椎间盘髓核钙化的发生率。

钙化的椎间盘以及伴随的相关退行性改变极大地增加了疾病的复杂程度及治疗难度，其质地坚硬，位置固定，常与硬膜囊、神经根等周围组织形成粘连。当突出物与硬膜囊、神经根粘连卡压时，便会产生十分显著的神经症状，此时采用保守方式治疗的疗效通常欠佳，甚至会加重神经损伤。一般推荐早期进行积极的手术治疗，尽早解除硬膜囊、神经根的压迫，从而减少硬膜囊缺血及神经根损伤的发生。

二、传统手术治疗技术

传统的腰椎后路椎板间开窗减压术，通过对脊柱后柱部分组织的切除，可以在直视下完成对神经根的松解及钙化突出髓核的切除，具有良好的临床疗效。但开放式手术始终面临创伤较大、出血较多、术后疼痛、脊柱不稳等问题的困扰。微创手术方式能很好地解决上述问题，然而微创治疗腰椎间盘突出伴钙化是有一定困难的。内镜下视野及操作的角度有限，而钙化突出组织属于硬性的机械压迫，缓冲的余地较小，在行粘连剥离及钙化切除的过程中

极易由于过度的牵拉而造成硬膜囊、神经根不可逆的损伤，因此 CLDH 一度被认为是微创手术的相对禁忌证。随着脊柱微创技术的不断发展，一些手术方式及特殊器械的运用扩大了脊柱内镜手术的适应证。显微内镜下椎间盘切除术（microendoscopic discectomy，MED）、经皮脊柱内镜下椎间盘切除术（percutaneous endoscopic lumbar discectomy，PELD）被运用于 CLDH 的治疗中，均取得了技术及临床上的成功。

MED 技术通过在椎板间建立工作通道，使用髓核钳、特制小型骨刀、反向刮匙，先咬除部分髓核组织以显露钙化的部分，再将其向椎间隙推顶咬除并分块取出。近年来，PELD 技术成为脊柱内镜技术的主流，PELD 可通过椎板间入路与椎间孔入路两种方式，采用 peak（顶点）技术（内镜头端指向钙化物的顶部），使用小型环锯、骨凿、磨钻或超声骨刀对钙化的椎间盘进行清除。尽管 CLDH 已不再是微创技术的相对禁忌证，然而内镜下取出钙化的髓核突出依然是十分有挑战的。Ruetten 等随访了 232 例腰椎间盘突出症患者进行内镜下腰椎间盘切除术 2 年，84% 的患者腿部不再疼痛，12% 的患者偶有疼痛，然而其中 21 名钙化型腰椎间盘突出症患者的术后疗效不佳。结果显示患者术后背痛和症状持续时间超过 6 个月与突出椎间盘钙化有显著关系。此外，在相关临床报道中，无论是 MED 还是 PELD，均有硬膜撕裂、脑脊液漏、术后下肢麻木等并发症的报道，微创脊柱内镜技术神经损伤的风险及操作上的困难仍不可忽视。

经皮脊柱内镜技术治疗钙化型椎间盘突出症主要存在以下几个问题：

（1）手术视野局限：CLDH 的特点决定了其对内镜位置的高要求，PELD 采用顶点技术，使内镜的头端对准钙化物的顶部以方便实施接下来的清除工作，这就需要一个合适的角度。而角度的要求使得原本局限的视野更加受限，在一些情况下很难实现钙化物的完全显露及精准切除。

（2）器械操作受限：PELD 作为一种单轴内镜技术，内镜需同时承担观察、操作、灌注、保护神经根的工作，这一特点就决定了其很难实现"手和眼"的完美配合，手术器械常难以最合适的角度完成对突出物的安全清除，且这一缺点在钙化椎间盘突出症的治疗中尤为突出。

（3）器械类型限制：由于以上两个缺点的存在，在 PELD 治疗 CLDH 的过程中往往需要使用一些特殊的手术器械才能实现钙化椎间盘的切除。但同时，手术器械的使用也受到了单轴通道口径的限制，这不但限制了手术技术的发展，同时也不利于技术的普及与推广。

（4）学习曲线陡峭：PELD 技术要求操作者能准确地辨认镜下椎管内的解剖结构，熟练地掌握器械的操作技术，这对操作者的解剖知识、空间定位能力、动手能力具有极高的要求，钙化型椎间盘突出症对于操作精细程度的要求则更为严格，缺乏经验的初学者在短期内很难掌握。

钙化型腰椎间盘突出症患者往往病程较长，周围常伴有神经组织的严重粘连。而且，钙化的间盘组织常基底部宽大，蔓延至侧隐窝、神经根管甚至椎间孔的位置，若是同时合并椎管狭窄，常对脊神经和（或）马尾神经形成压迫导致严重的腰腿痛症状，而正因为上述技术问题的存在，单通道内镜下很难同时处理椎间盘钙化伴有双侧侧隐窝狭窄的病例。此外，在髓核钳抓住硬化的椎间盘的尖端后，不能通过拉动髓核钳将其移除。为了解决上述技术上的不足，更好地避免或降低神经损伤相关并发症的发生风险，创造一个更灵活、更安全的操作环境，这就需要一种新型的操作方式和操作技术。为此，在国内外一批脊柱外科医生的探索和推动下，微创脊柱外科技术的发展更进一步，新型脊柱内镜技术的出现和发展很好地克服了传统内镜技术中存在的不足，在钙化型椎间盘突出的治疗中独具优势，成为脊柱外科医师手中的又一把"利剑"。

三、UBE技术治疗CLDH

单侧双通道内镜（UBE）技术，观察通道、操作通道分离。双通道分离的特点，使手术器械的选择和操作不再受到通道管径和视野需求的限制，更多常规的器械和自由的操作角度可供术者选择。此外，

在解放"双手"的同时，内镜同样可以通过浮动技术，根据术者的需求选择合适的角度，拥有灵活多变的镜下视野。更广的"眼界"、更灵活的"手功能"、更协调的"手眼配合"也就意味着术者可以通过更安全的方式来处理钙化的突出物，适用于各种类型 CLDH 的治疗。对于拥有单通道内镜技术基础、熟悉内镜下操作及椎管内解剖的医生来说，UBE 的学习曲线是相对较为缓和的。当然，初学者在操作过程中，学习手术技巧，积累手术经验同样是必不可少的。下面以一例 L_5-S_1 椎间盘突出伴钙化病例为例，介绍 UBE 髓核摘除技术的流程。

（一）手术技术

1. 术前计划　根据横断面上椎间盘突出伴钙化的位置，CLDH 可分为中央型、旁中央型、椎间孔型、椎间孔外型，后两者称为极外侧型。其中，CLDH 以中央型、旁中央型较为多见，极外侧型相对较为少见。根据髓核与神经根的位置，将旁中央型 LDH 进一步分为三个亚型：①腋下型：髓核位于神经根的内前方，顶点位于走行神经根背侧；②肩上型：髓核位于神经根的外前方，顶点位于走行神经根背侧；③肩前型：髓核位于神经根的正前方，顶点不超过走行神经根背侧。根据 CT 上显示的钙化物大小及形态，CLDH 可分为孤立型（<3 mm）、半月型（3~10 mm）、连续型（>10 mm）。根据 CLDH 不同的位置、分型进行分析，术前制订个性化的手术方案对治疗的成功至关重要。

2. 手术入路/麻醉方式　采用椎板间入路或椎旁入路，全身麻醉。

3. 患者体位　麻醉完成后患者俯卧于手术台上，双侧上肢外展上举放置于支臂板上，双侧腋下放置腋垫，圆柱形体位垫垫高躯干部两侧，使腹部悬空，调整手术床使腰椎呈水平位，双侧髋关节、膝关节呈屈曲位。透视确保责任节段椎间隙与地面垂直。

4. 穿刺点及穿刺路径　首先确定两个通道的体表定位。镜子器械最初的目标点位于棘突与椎板的交界部位，以此做一横行标记线（绿色），沿椎弓根内缘画一标记线（蓝色）。绿蓝两线的交界点上下1.5 cm 分别为观察切口（view portal）与操作切口（work portal）的体表点（图 6-5-1）。

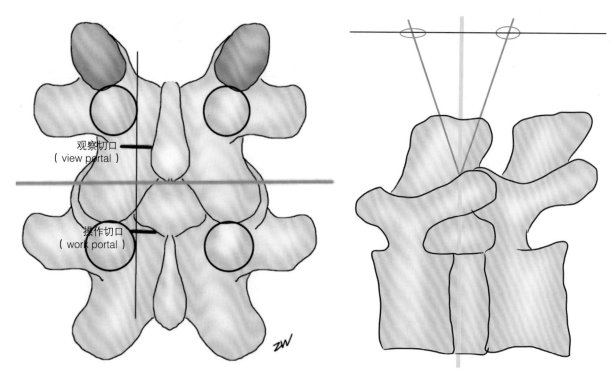

图 6-5-1　UBE 椎板间入路的常规定位

5. 建立初级工作区域　X 线透视确保一级导杆定位到棘突与椎板的交界位置，依次插入逐级扩张导管对软组织进行扩张，并做交界区域软组织的剥离。同样方法再建立内镜通道，置入内镜前确认内镜的正确方位。水流灌注建立初级工作区域。保持 UBE 术野清晰的关键在于预止血以及保持水流通畅，可在操作通道放置 UBE 半套管、UBE 拉钩及采用筋膜切开、放置导管等以保持水流通畅，避免形成涡流。内镜监视下，采用等离子刀头清理棘突及上位椎体椎板下缘表面的软组织，并进行充分的止血。

6. 扩窗、黄韧带切除　使用磨钻处理上位椎体椎板下缘，使用咬骨钳继续向近端咬除椎板直至黄韧带近端止点，并使用小的射频刀头在止点区域进行止血。随后使用骨凿将磨薄的下关节突内缘凿除，向外显露出下位椎体的上关节突尖部。使用磨钻或骨凿将上关节突尖部去除，再处理下位椎体椎板上缘的黄韧带，这样同侧的黄韧带可整块切除。

7. 摘除突出髓核及切除钙化部分　切除黄韧带后即可见到位于下方的出口根。可用神经剥离子或神经探钩将游离的髓核剥离出来并摘除。如果觉得操作空闲有限，可进一步切除上关节突的尖端部分

以获得更大的操作空间。如果在突出髓核的裂口位置探查到钙化部分，常规采用 1 mm 或 2 mm 的枪钳一点一点地切除钙化部分（图 6-5-2）。这时需要使用 UBE 拉钩将神经结构向中线方向牵拉来确保枪钳切除钙化成分时的安全性。如果钙化成分很大，并

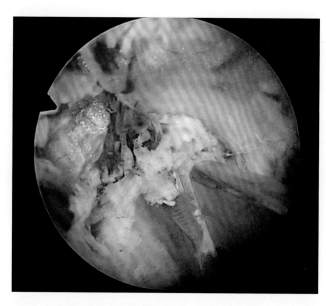

图 6-5-2　镜外鞘管拉钩保护神经根的情况下使用 2 mm 的枪钳处理钙化成分

且与上下椎体后缘相连接，也可使用窄的骨刀凿除钙化的连接处将其松动来切除。当然在切除钙化成分时也可采用UBE镜外鞘管拉钩（图6-5-3）或克氏针遮挡来保护神经根。尤其是透明的UBE镜外鞘管，可以看到周围神经结构的全貌，同时也可经透明的镜外鞘管插入磨钻来将钙化成分磨除或磨薄（图6-5-4）。目前也有专门设计的可伸缩的带保护鞘的磨钻用于钙化成分的安全磨除（图6-5-5、图6-5-6）。

UBE治疗钙化型腰椎间盘突出症

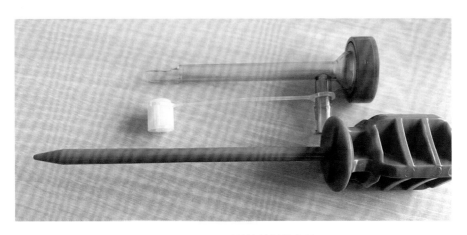

图6-5-3 透明的镜外鞘管拉钩

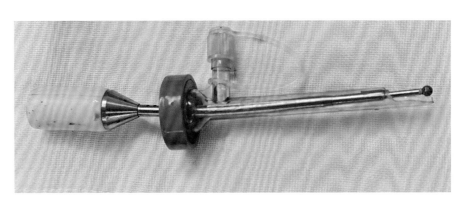

图6-5-4 镜外鞘管拉钩用于磨钻的保护鞘

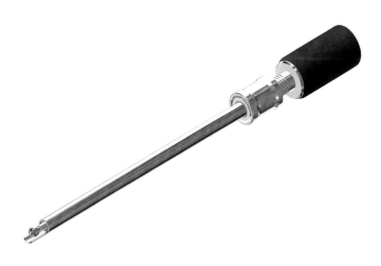

图6-5-5 特殊的可伸缩磨头用于钙化成分的磨除

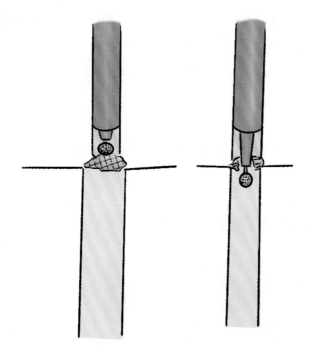

图 6-5-6 钙化成分磨除示意图

（二）手术技巧及注意事项

1. 钙化的椎间盘突出髓核常与周围神经组织有着严重粘连，在行 UBE 髓核摘除术中，分解粘连仍是手术成功的关键，分解粘连过程中必须要注意手法轻柔，不断地调整操作角度，以确保安全地剥离。在未探查明确粘连的情况之前，应避免对钙化组织或神经根进行过度的牵拉，以免造成硬膜撕裂及不可逆的神经损伤。

2. 在摘除钙化的间盘组织过程中，对于同侧小块的目标，如孤立型和小块的半月形的钙化灶，可以直接在粘连剥离后整块取出。而较大块的连续型钙化则应进行分块的切除。在分块困难时，也可使用磨钻或超声骨刀先对大部分的钙化进行清除，以避免在取出坚硬的大块钙化物的过程中因操作不当而导致神经损伤。若钙化物在对侧，则应先摘除突出物以充分显露钙化物，再行切除。

3. CLDH 钙化组织大多从一侧侧隐窝延伸至椎管中央，其治疗目的不是达到一个完整的影像学意义上的切除，而是神经根减压。如果对椎管中央的钙化组织进行强行切除，极易造成神经根的损害。而相较于神经根而言，硬膜囊有较大的缓冲能力，即使少量的压迫也并不一定会产生症状。

（鲍剑航　张　伟　李娅男）

第六节　UBE 腰椎翻修技术

一、腰椎手术失败综合征

腰椎间盘突出症、腰椎管狭窄症、腰椎滑脱症等均是临床常见的腰椎疾病，保守治疗无效者往往需要外科手术治疗。近年来，随着科技的进步，腰椎病变的定性、定位诊断日趋精确，同时伴随多种手术方式的问世与成熟，腰椎疾病的手术治疗也取得了长足的发展。然而，临床上仍有部分患者存在手术后症状和体征未能完全缓解或短暂缓解后又重新复发甚至加重的现象，称为腰椎手术失败综合征（failed back surgery syndrome，FBSS），定义为腰椎术后仍持续存在或复发腰背部疼痛，伴或不伴有下肢症状的一类症候群。

二、FBSS 的翻修治疗

尽管有文献报道，FBSS 可通过保守治疗获得缓解，但仍有部分患者需要翻修手术，文献归纳其适应证如下：①症状与体征相符的肢体功能障碍；②马尾综合征；③持续恶化的神经功能损害；④直肠或膀胱功能受损；⑤需要再次手术的腰椎不稳定。传统的开放手术方法包括侧前方和后方的腰椎手术，但各有其手术适应证和相关的风险。总的来说，仍以后方的腰椎减压融合内固定为主。50% 以上的脊柱手术能够获得成功，但在第 2 次、第 3 次和第 4 次手术时，成功率分别不超过 30%、15%、5%。硬膜粘连、瘢痕增生、解剖结构不清是翻修手术困难的主要因素。

随着脊柱内镜技术的进步，各种内镜手术开始应用于腰椎翻修手术。Mcgrath 使用经皮内镜技术治疗腰椎融合术后椎间孔狭窄，取得了满意的临床疗效；Telfeian 成功运用 Endo-LIF 行腰椎的补充融合；也有学者进行 UBE 下的腰椎翻修手术，但仅限于神经减压。综上，目前的内镜翻修手术适应证范围较窄，牵涉到钉棒乃至融合器的取出问题时，难以发挥微创的优势。

三、UBE腰椎翻修手术技术

UBE 技术建立两个通道，必要时可以交换操作通道和观察通道，操作空间大，操作方式灵活多变；内镜下手术视野放大 20～30 倍，可以清晰地分辨瘢痕组织和神经结构，降低手术风险；持续的生理盐水灌注和较少的软组织剥离，显著减少出血和深部感染的发生。

1.适应证

腰椎手术失败综合征（FBSS）。

2.禁忌证

腰椎术后感染、腰椎畸形、长节段的腰椎翻修手术。

3.术前准备

常规腰椎俯卧位手术的准备，必要时可使用神经监护仪。

4.麻醉与体位

参考 UBE 下腰椎融合术的相关章节。

5.手术切口的设计与定位

腰椎翻修手术复杂多变，手术切口的选择与首次手术有很大关系，尤其与钉棒的位置、神经受累的侧别和节段等密切相关，没有统一、不变的定位模式，需根据患者的个体差异来设计手术切口。

UBE 腰椎翻修技术

四、技术要点

1.术前应仔细阅片，UBE 技术虽然手术适应证较单孔同轴内镜更为广泛，但也有其应用边界。

2.手术切口的定位因人而异，如果需要取出钉棒内固定，一般选择偏外的切口，重新植入大一号的椎弓根螺钉保证把持力。

3.将定位导杆定位于残留的下关节突表面骨质，取出内固定后，逐层剥离软组织显露骨皮质，沿骨面分离更安全，必要时手术中可在透视辅助下定位。

4.进入椎管后，使用细的神经剥离子和神经探钩，仔细分离辨认神经结构，宜使用低功率的射频刀头止血，对于无法分离的粘连组织，宜旷置处理。

5.经皮置入 1 枚克氏针替代助手经操作通道放置神经拉钩更为稳定。

6.二次手术病例椎间隙多有骨痂、瘢痕填充，可使用骨刀、刮匙、磨钻等仔细处理植骨床，保证融合效果。

五、典型病例

男性，56 岁，11 年前行腰椎融合手术，具体不详。间歇性跛行，左下肢放射痛明显，左下肢肌力感觉较右侧减退。行 UBE 下翻修手术。术前、术中及术前情况见图 6-6-1～图 6-6-10。

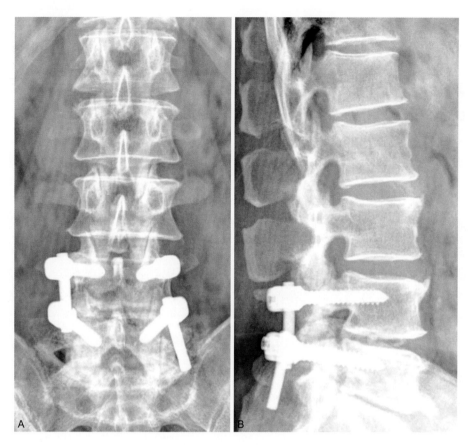

图 6-6-1　术前正（A）、侧（B）位片可见左侧连接棒移位

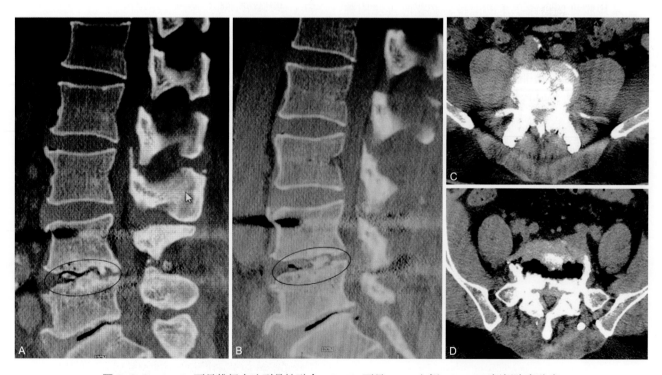

图 6-6-2　A、B. 可见椎间未达到骨性融合；C、D. 可见 L_4-L_5 左侧、L_5-S_1 双侧侧隐窝狭窄

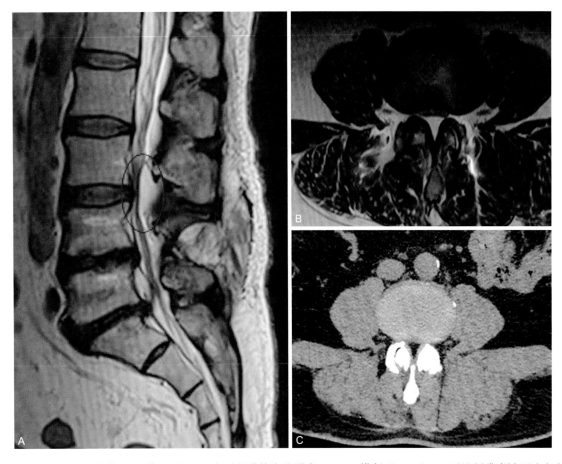

图 6-6-3 A. MR 矢状面 T_2 像可见 L_3-L_4 水平硬膜外脂肪增多；B、C. 横断面 MR 和 CT 可见硬膜囊被压迫变扁

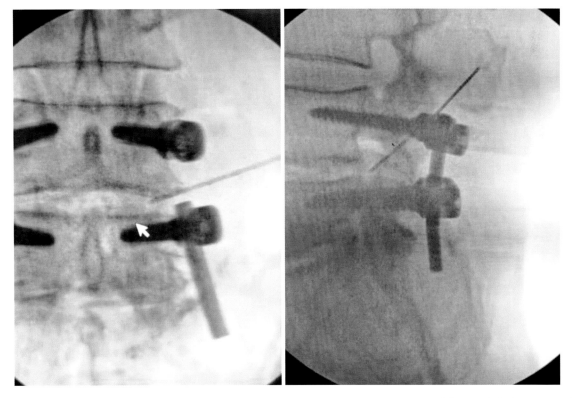

图 6-6-4 一期行 L_5 左侧神经根阻滞术，患者左下肢症状明显缓解。拟行 UBE 下 L_3-L_4 硬膜外脂肪清除术 + L_4-L_5 左侧翻修融合术

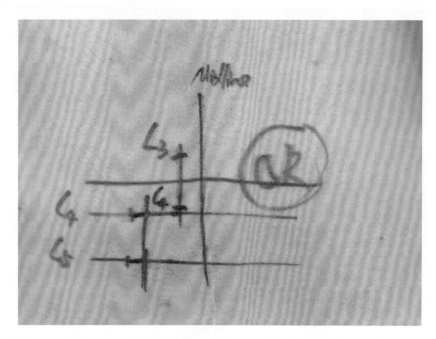

图 6-6-5　术前切口定位图，L₃-L₄ 以椎弓根内缘作参考；L₄-L₅ 椎弓根外缘偏外 1 cm 做通道，方便取出钉棒

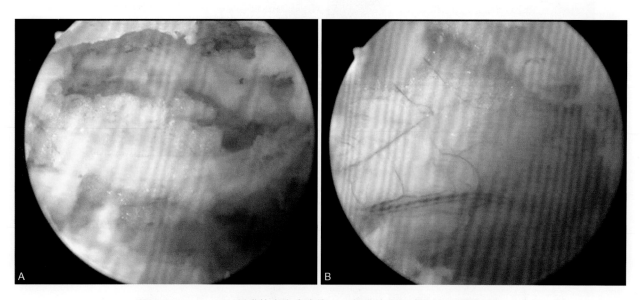

图 6-6-6　A.L₃-L₄ 硬膜外脂肪清除前；B.硬膜外脂肪清除后，硬膜复张

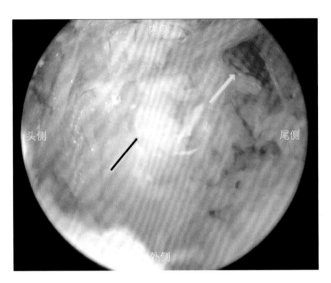

图 6-6-7 黄箭头指示为神经根，黑箭头指示为椎间隙，1
枚克氏针作为神经拉钩使用

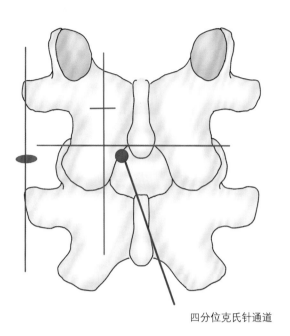

四分位克氏针通道

图 6-6-8 克氏针的理想位置示意图

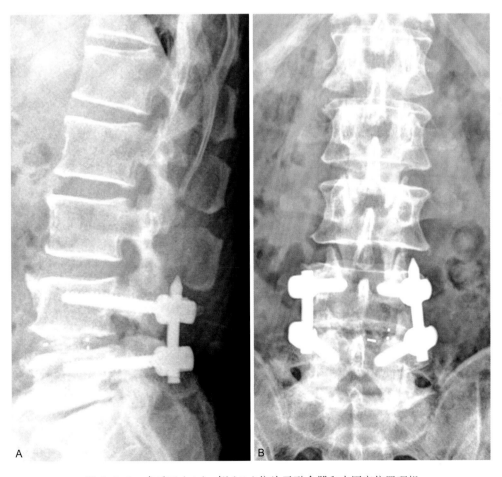

图 6-6-9 术后正（A）、侧（B）位片示融合器和内固定位置理想

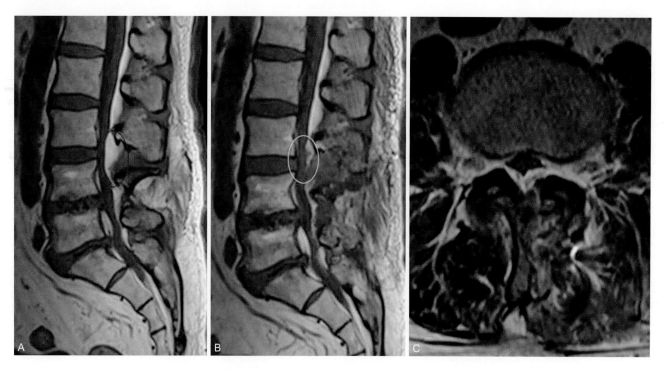

图 6-6-10　A.T$_1$ 像可见 L$_3$-L$_4$ 水平硬膜受压，B、C.可见硬膜膨隆、复张

（朱承跃　张　伟　施倩倩）

第七节　UBE 纤维环缝合技术

一、概述

　　髓核摘除术是治疗腰椎间突出症（lumbar disc herniation，LDH）的一种有效方法。但临床行髓核摘除术不可避免地会在纤维环上遗留破口，有报道称：髓核摘除术后短期内呈火山口样的纤维环膨出仍然会对神经根造成机械性刺激；同时椎间盘内的炎性介质经过纤维环破口持续向椎管内渗漏，可导致化学性神经根炎。纤维环破裂口若愈合不良，还可能会使椎间盘内残留髓核组织再次突入椎管，导致椎间盘突出复发。既往研究表明，在原发性腰椎间盘突出症的手术治疗中，5%~15% 的患者会发生复发，这无疑增加了患者的痛苦和经济负担。为了防止椎间盘突出复发，早期有学者提出术中尽量多地摘除髓核，但这容易导致椎间隙高度的丢失和椎间盘退变的加速，甚至引起"脊柱不稳"。因此，对于腰椎间盘突出髓核摘除，存在着"摘除多、易压

缩；摘除少、易复发"的矛盾。为了解决这一矛盾，纤维环修复、组织工程重建及纤维环缝合技术应运而生。目前纤维环修复及组织工程重建仍处于实验室阶段，而纤维环缝合已在临床开展。研究表明：纤维环缝合术是一种安全有效的预防椎间盘突出复发的方法。一方面，纤维环缝合后可通过维持盘内静水压延缓椎间盘退变；另一方面，经缝合后裂口闭合的纤维环通过隔绝髓核组织与硬膜囊及神经根的直接接触，降低炎症介质对神经组织的免疫调控，还能减少纤维环切口周围的纤维瘢痕增生，促进纤维环切口愈合，从而缓解近期腰腿神经症状，减少术后再次突出及感染发生率。除此之外，缝合纤维环还可提高术后髓核"再水化"，促进腰椎功能的恢复。

　　腰椎间盘突出的类型是影响纤维环缝合成功率的重要因素。包容型腰椎间盘突出，纤维环完整，缝合成功率高；而破裂型腰椎间盘突出，因纤维环

局部破损，缝合难度较大。对于破裂型腰椎间盘突出，纤维环破口的位置及破口类型也会影响缝合成功率。根据破口的位置将腰椎间盘突出大体分成两类：中央型和靠近终板型。中央型破口位于椎间盘中央，因两边留有足够的缝合空间，缝合较容易，成功率高。而如破口位于靠近终板位置，只有一侧有足够的穿刺空间，另一侧因骨性结构遮挡进针困难，易导致缝合失败。另外，破口的类型（纤维环是否明显缺损）是另外一个重要因素。线性破口是较易缝合成功的类型，而巨大椎间盘脱出导致的缺损型破口往往难以成功缝合，或者即使能够勉强缝合，也难以恢复纤维环的密闭性。

纤维环切口的类型也会影响缝合成功率。目前采用的纤维环切口主要为纵切口、横切口及斜切口。临床通常采用纵切口，因切口垂直于终板，便于一次性纤维环缝合器的放置和操作。如果一定要采用横切口，切口的位置应尽量位于椎间盘中央，使切口两边留有足够的缝合区域，便于操作。但也有学者认为：从纤维环的微观结构来看，纤维环呈层状斜行排列，为围绕髓核的同心圆结构，每层胶原纤维之间夹角为 $30°\sim60°$，形成纤维环抗拉伸能力的交叉网状结构，采用斜切口，可保留更高的纤维环强度，纤维环愈合较快。斜切口的临床效果仍需进一步验证。

后路小椎板开窗髓核摘除纤维环缝合术能够达到降低术后复发率及再手术率的效果。但小开窗纤维环缝合完全在肉眼下操作，视野不够清晰，术野狭小，操作空间有限，难以达到重建纤维环机械完整性的目的，影响手术效果，为术后慢性腰痛埋下隐患。显微内镜下椎间盘摘除术（MED）因创伤小、出血少、术后恢复快等优点目前在临床上应用广泛，其操作完全在显示屏上直视下完成，分辨率高，术野的放大倍数可达到 64 倍。有研究表明：MED 是一种治疗腰椎间盘突出症的安全可靠的手术方法，其临床效果与传统的开放手术相似。但 MED 的操作视野建立在空气介质下，在空气介质下行纤维环缝合，解剖结构的辨认可能存在困难，这对于经验较少的脊柱外科医生来说仍然是一大挑战。经皮椎间孔镜技术是在持续生理盐水冲洗下操作，利用的是水介质，因此较 MED 下的空气介质视野更清晰，镜下对解剖结构的辨认更准确，更便于进行纤维环

缝合。但单轴内镜下操作，操作视野及操作范围仍有限，纤维环缝合依然面临诸多技术挑战。除此之外，采用经椎间孔入路操作，减压方向与纤维环并不垂直，行纤维环 - 纤维环的对合缝合比较困难；且在 L_5-S_1 节段，由于有髂骨的阻挡，经椎间孔入路减压方向与椎间隙往往不在同一平面，会导致缝合器头部顶压终板变形，导致缝合失败，所以 L_5-S_1 节段一般选择经椎板间隙入路缝合。在经椎板间隙入路腰椎纤维环缝合术中，缝合器与纤维环垂直进针，由于纤维环裂口周围纤维环薄弱，质量差，如果采用单针缝合，缝线附着点薄弱，容易出现纤维环撕裂导致缝合失败；为此需采用双针缝合技术，分别在纤维环裂口两侧相对健康纤维环部位缝合锚定线，再进行对合打结。但由于单轴内镜视野通道与操作通道共用，对合打结仍存在困难，可能导致缝合失败。

单侧双通道脊柱内镜（UBE）技术的出现弥补了经皮椎间孔镜的不足。UBE 技术是通过建立脊柱单侧双通道（一个观察通道，一个操作通道）来进行手术操作。观察通道用于内镜显露手术视野兼顾灌洗液持续冲洗；操作通道应用脊柱外科常规减压工具进行操作。埃及的 Soliman 于 2013 年首次报道使用该技术行腰椎间盘突出髓核切除。相比于单通道脊柱内镜，这种技术的优势在于 2 个经皮通道相互分离，互不干扰，2 个通道均无工作套管限制，内镜和手术器械可随意倾斜和移动，操作方便灵活，活动空间大。目前 UBE 下纤维环缝合术已应用于临床，术中视野清晰、操作简单，缝合效果优异。

二、UBE 下三种纤维环缝合术

（一）"射流引线"纤维环修复技术

1. 操作器械　见图 6-7-1。

2. 操作过程

（1）将缝线置入注射器内（图 6-7-2）。

（2）将准备好的注射器在切口处边缘约 2 mm 处插入纤维环内中；通过注射盐水使缝线随水流从破口处引出（图 6-7-3）。

（3）同法处理破口的另一侧，将由破口处引出的缝线打结（图 6-7-4）。

（4）将打完的线结回纳到纤维环中（图 6-7-5）。

UBE 纤维环缝合技术（一）

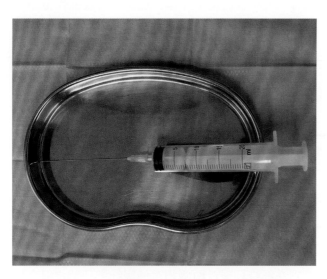

图 6-7-1 "射流引线"纤维环修复技术操作器械

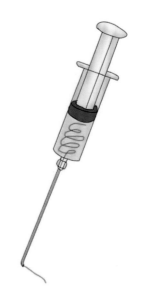

图 6-7-2 将缝线置入注射器内

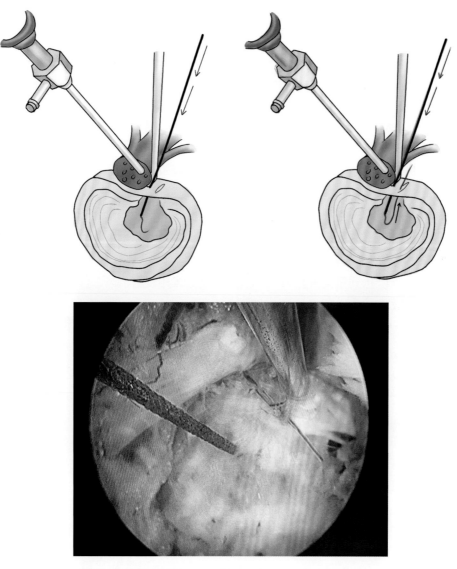

图 6-7-3 将缝线置入纤维环一侧

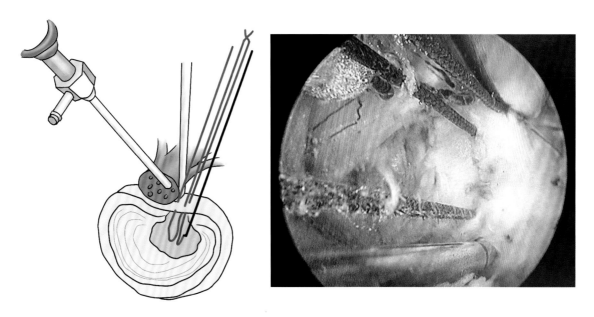

图 6-7-4 将缝线置入纤维环另一侧并打结

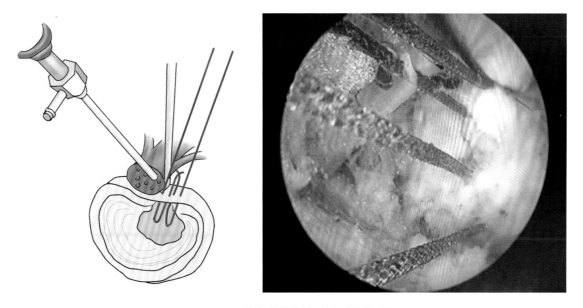

图 6-7-5 将打完的线结回纳到纤维环中

（5）将缝合线收紧并打结以实现闭合纤维环切口（图6-7-6）。

UBE 纤维环缝合技术（二）

（二）T型线棒纤维环修复技术

1. 操作器械　见图6-7-7。

2. 操作过程

（1）直视下将神经根牵开，以显露纤维环切口，将缝合器的穿刺针自切口边缘2 mm位置穿透纤维环；顺时针转动旋钮至停止，对齐旋钮上的标志线；再逆时针转回旋钮至初始位置，置入1枚固定锚（图6-7-8）。

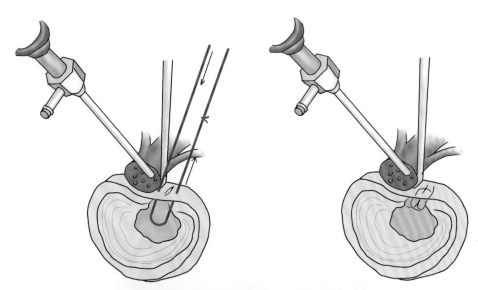

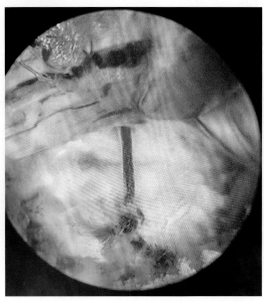

图6-7-6　闭合纤维环切口

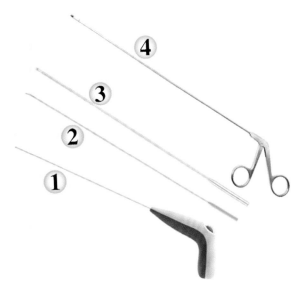

图 6-7-7 T 型线棒纤维环修复技术操作器械
①纤维环缝合器；②纤维环缝合针；③推结器；④线剪

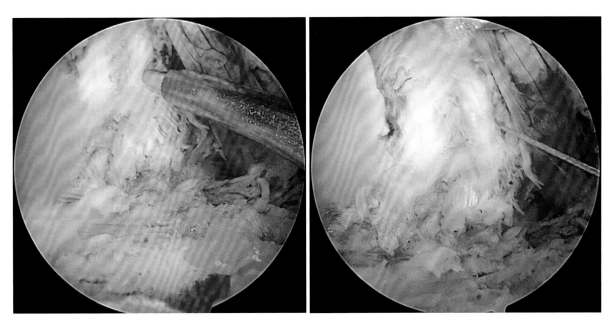

图 6-7-8 在纤维环一侧置入 1 枚固定锚

（2）缝针刺入切口另一侧，针尖和刻度朝破口方向；扣动扳机，导丝穿入缝针，回转旋钮，拔出缝合器，在对侧置入另一枚固定锚，并注意缝线与切口保持垂直（图6-7-9）。

（3）将破口两侧的线使用专用推结器打3个结，将线结向椎间盘推进，将缝线收紧，使纤维环切口闭合并保持一定的张力（图6-7-10A~C）。

（4）使用专用线剪剪断缝线，缝合完毕（图6-7-11）。

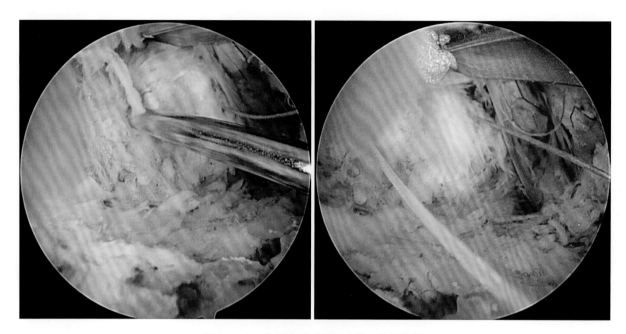

图6-7-9　在纤维环对侧置入另一枚固定锚

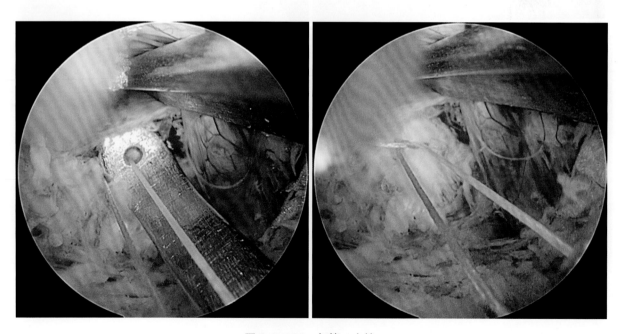

图6-7-10A　打第1个结

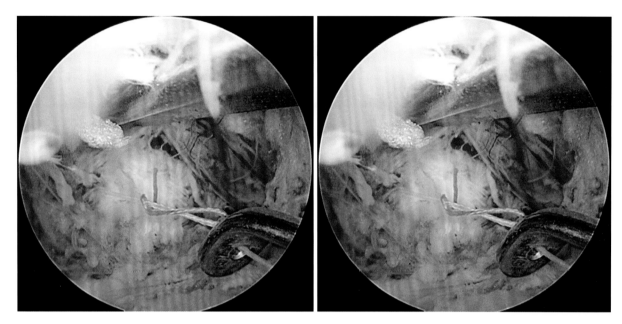

图 6-7-10B　打第 2 个结

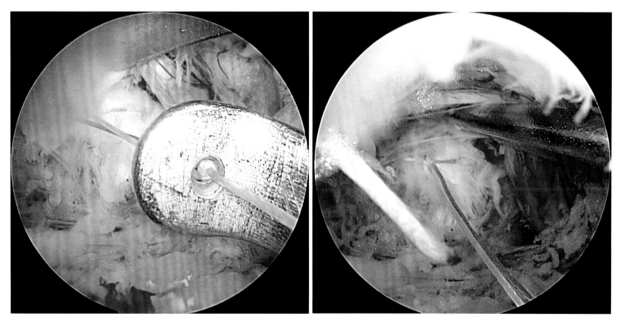

图 6-7-10C　打第 3 个结

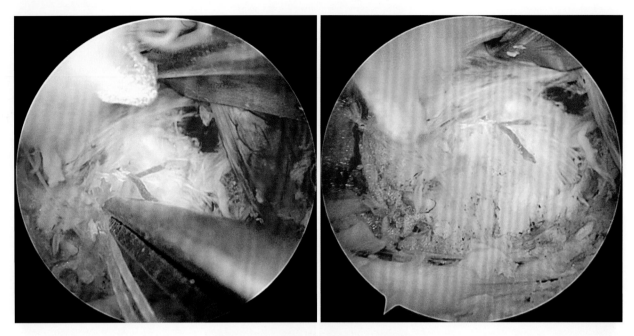

图 6-7-11 闭合纤维环裂口，剪断缝线

（三）带线锚钉纤维环修复技术

1. 操作器械　见图 6-7-12。对于髓核脱垂的病例，纤维环裂口往往位于纤维环的下方，接近椎体上缘。此时只有一侧纤维环有足够的穿刺空间，另一侧因骨性结构遮挡使得进针困难。对于该类型纤维环破口，可采用 2020 公司 smile 系统的缝合线（绿线）与置入椎体上的小锚钉线进行缝合打结修复。

2. 操作过程

（1）直视下使用神经拉钩或克氏针将神经根牵开以显露一侧纤维环破口，将缝合器穿刺针自切口一侧边缘 2 mm 位置穿透纤维环；使用推线器将带套圈的绿色缝线推入纤维环中（图 6-7-13）。

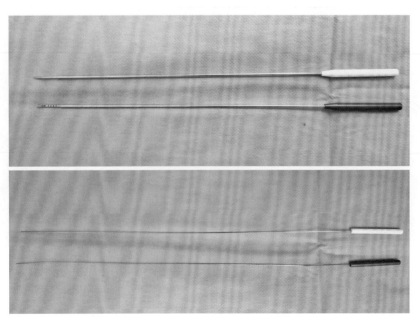

图 6-7-12 带线锚钉纤维环修复技术操作器械。上图：穿刺针；下图：推线器

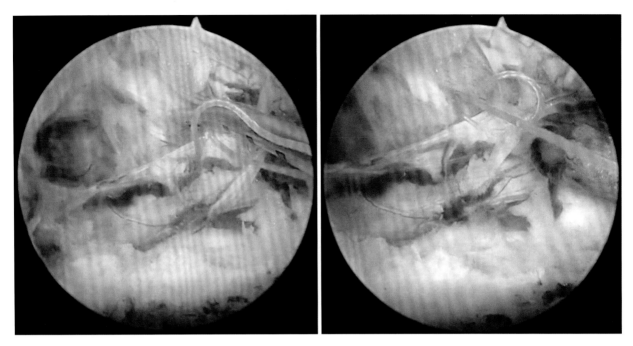

图 6-7-13 将带套的绿色缝线置入一侧纤维环中

（2）在椎体上缘置入 1 枚带线小锚钉，将该线（紫线）穿过绿色套圈，然后使用推结器拉紧绿色缝线，直到套圈完全闭合（图 6-7-14）。

（3）反复镜下打结，使用专用线剪剪断缝线，完成缝合（图 6-7-15）。

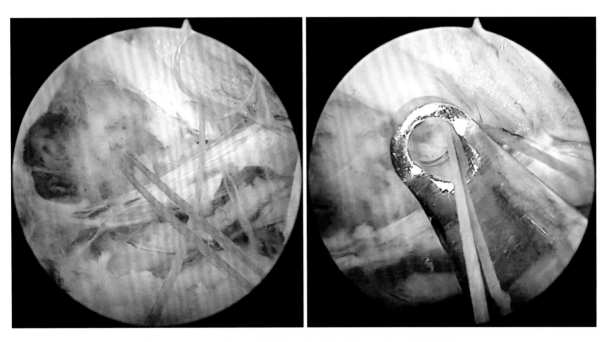

图 6-7-14 在椎体上缘置入 1 枚带线小锚钉，闭合纤维环切口

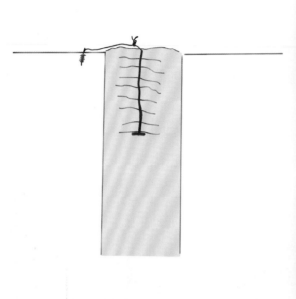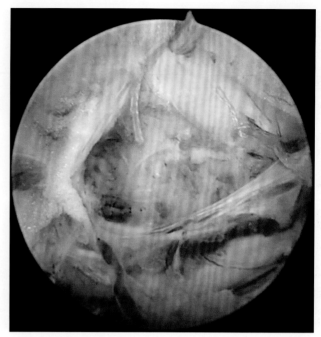

图 6-7-15 剪断缝线，完成缝合

三、技术特点

1. 适应证

90% 的单纯髓核摘除椎间盘突出患者。

2. 禁忌证

纤维环严重钙化或纤维环破损极其严重；椎管极度狭窄；椎间盘高度严重缺失。

3. 术中操作应遵循以下原则

（1）仅做外层纤维环切开，尽可能不伤及内层纤维环；主要摘除突出至外层纤维环以外病变的髓核组织，尽可能保留内层纤维环以内至中央健康的髓核组织。

（2）在突出最明显、张力最大的纤维环部位切开；切口大小以 5 mm 的线性纵切口较佳，8 mm 以上需平行或交叉缝合 2 针；缝合针距离边缘 2~3 mm 为宜；缝合前，应行边缘探查，寻求最佳缝合点。

（3）缝合针与破裂口的间距以 2 mm 左右为佳，不可超过 4 mm，以保持良好的生物力学性能，降低纤维环撕裂、断裂等风险。

（4）线结应远离神经根，以免引起神经根刺激；椎间盘切除时避免过度损伤纤维环。

4. 注意事项

（1）操作时需保证水压适当（生理盐水袋高度 70~100 cm）。

（2）出水良好至关重要（可以使用 UBE 半套管）。

（3）缝线的厚度接近针的内径，然后将缝线推入椎间盘间隙。

（4）为纤维环缝合修复创造足够的操作空间。

四、小结

对于需要行腰椎髓核摘除术的患者，为了减少术后复发，可进行纤维环缝合，空气介质下的显微镜手术虽缝合效果良好，但存在镜下解剖结构难以辨认的缺点。水介质下经皮椎间孔镜缝合技术虽视野较清晰，但通道狭小，不利于缝合器械的操作，且学习曲线较长，器械较贵，难以常规开展。UBE 技术类似于“水环境中的显微镜手术”，它与传统的空气介质的显微镜手术类似，具有减压彻底、观察仔细且安全高效的优点。除此之外，熟悉的后路手术操作及镜下的解剖结构的放大使得具备传统脊柱外科开放手术经验的医师更加容易掌握和开展此项技术。当然，任何技术都存在其局限性，如何把握好技术适应证，开发好的镜下辅助器械和熟练地手眼配合是技术进步的关键。

（高文硕　张　伟）

第八节　UBE 单侧入路双侧腰椎管减压术

一、概述

　　单侧双通道脊柱内镜（UBE）技术的基本理论类似于关节镜的三角理论，只有当内镜与器械交会于三角的顶点时，我们才能在内镜下找到器械进行相关的操作。内镜与器械组成的"三角"会随着两者的移动而出现形态的变化，但是"三角"的关系不应该打破。如果两者的"三角"关系被打破，出现分离或交叉时，我们在镜下是很难找到器械的（图6-8-1）。

　　UBE 单侧入路双侧腰椎管减压手术的一个重要解剖概念是多裂肌二角区域（图 6-8-2）。该区域是由多裂肌肌肉纤维与棘突中线围成的三角区域。多裂肌三角区域里面仅存在脂肪和疏松结缔组织，所以只有当内镜与器械交会于此，才能做到对腰椎后方的肌肉组织干扰最小，从而真正达到微创的目的。

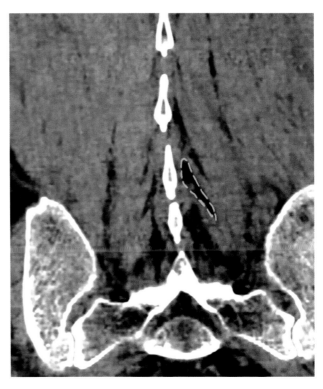

图 6-8-2　绿色虚线区域为多裂肌肌肉纤维与棘突中线构成的三角形工作区域

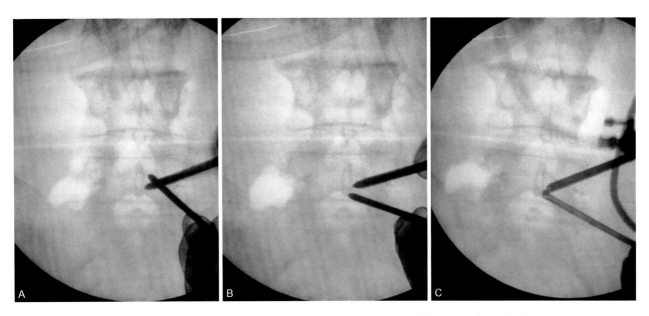

图 6-8-1　A.内镜与器械交叉；B.内镜与器械分离；C.内镜与器械交会于目标点

二、手术技术

（一）手术室准备

术者一般站于患侧，选择对侧入路时例外。助手通常站于术者对侧，帮助术者扶持 UBE 拉钩及随时夹闭连接于动力装置的引流软管。监视器塔台位于术者对侧，包括显示器、冷光源、动力系统、等离子射频手术系统、视频采集系统。器械护士站于术者一侧。集水袋可以接一软管，长的软管可将水桶延伸到术者的远端，避免占据术者脚下空间（图6-8-3）。

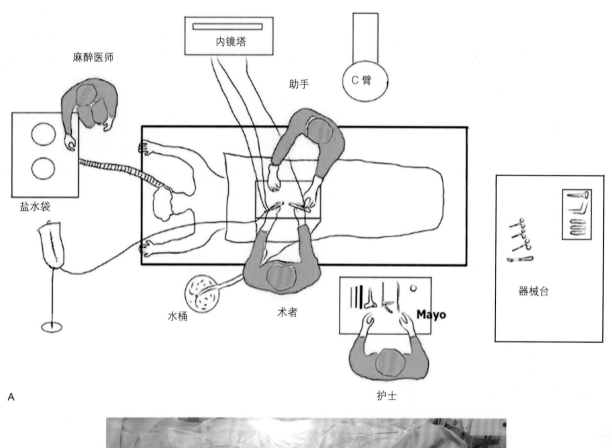

A

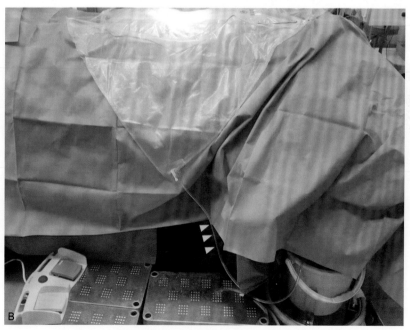

图 6-8-3　A.手术室人员和器械放置示意图；B.绿箭头所指为将水引流到头端水桶的软管

（二）麻醉与体位

由于 UBE 单侧入路双侧减压过程中操作器械对硬膜囊及神经根有一定刺激，所以我们倾向于气管插管全身麻醉；另外，全麻可以很好地控制肌肉松弛和术中进行控制性降压。术中将血压控制在收缩压 95~100 mmHg 可获得一个清晰的术野。体位一般为俯卧位，腹部悬空。调节手术床，尽量确保病变间隙与地面呈垂直状态，这样在 C 臂透视时可不必调节 C 臂的倾斜角度。当然对于某些体弱多病的患者，往往不能耐受全麻和俯卧位，可采用腰硬联合麻醉及侧卧位。在体位摆放时，尽可能地屈髋、屈膝，这样可以放松腰部的肌肉，有利于手术进行。

（三）体表定位

UBE 单侧入路双侧减压的体表定位与 UBE 普通间盘突出手术的体表定位一致。首先透视侧位，确定上位椎体下终板的体表投影，然后透视正位，我们会发现通过侧位获得的下终板体表投影一般在正位上位于上位椎板下缘水平。对于高位腰椎，上位椎体下终板的体表投影往往会位于上位椎体的椎板下部。以棘突与椎板下缘交界处画一水平线，患侧椎弓根投影内缘画一纵线，两线交点近端 1.5 cm 为内镜通道入口，远端 1.5 cm 为操作通道入路（图 6-8-4）。当然这是对于左侧病例且术者是传统的右利者而言，如果患者是右侧病变，那么近端通道为操作通道，远端通道则变为内镜通道，对于左利术者，则相反。原则上是优势手拿器械操作，所以优势手侧最好是操作通道。内镜通道和操作通道在整个手术过程中并不是一成不变的，我们可以根据需要相互交换，例如在处理完上位椎板下缘后，需要处理下位椎板上缘，为了使操作更加便利，可以将内镜通道和操作通道互换。

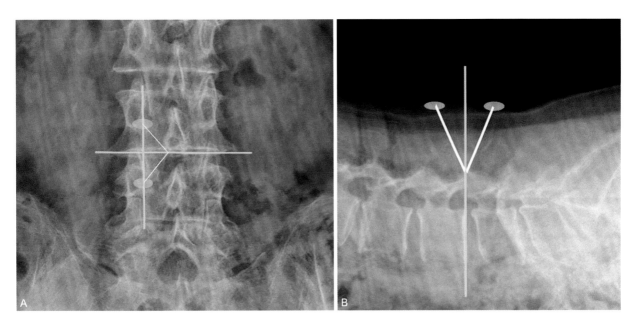

图 6-8-4　UBE 单侧入路双侧腰椎管减压时内镜通道及操作通道的定位。A. 正位定位；B. 侧位定位

（四）工作空间的建立

　　UBE 手术的初始定位点位于棘突基底部与椎板下缘交界的部位，并以此处为中心建立初始的工作空间（图 6-8-5）。这个区域位于多裂肌三角区域，是肌肉最少的地方，在此建立初始工作空间对肌肉干扰最小，真正达到微创的目的。首先建立操作通道，这是关键。因为操作通道是出水的通道，保持顺畅的出水是获得清晰术野的关键，水出不来工作空间周围软组织肿胀将会使空间变得越来越狭小。操作通道是器械反复进出的通道，器械顺畅地进出是手术流畅的保证。建立操作通道的技巧有两个：一个是做切口时刀尖最好指向棘突与椎板下缘交点的方向；另一个是必须充分切开皮下的筋膜，逐级

插入三级工作套管进行软组织扩张，使用 UBE 剥离器剥离椎板表面及椎板间隙表面的肌肉软组织。同法建立内镜通道，插入 UBE 内镜。这时术者会感知到内镜与器械的触碰。UBE 单侧入路双侧腰椎管减压时，内镜通道切口一般长 7~8 mm，操作通道长约 10 mm。通道建立的好坏可以通过打开内镜镜鞘的水阀灌水来确认，内镜端进水后，操作通道处可见到通畅的出水说明通道建立顺畅。磨除相应骨质，显露并切除黄韧带后，水注入硬膜外腔，建立第二个工作空间，随后完成同侧侧隐窝神经根的松解减压。经棘突基底部到达对侧的第三个工作空间，完成对侧黄韧带切除及对侧侧隐窝的神经根松解减压（图 6-8-6）。

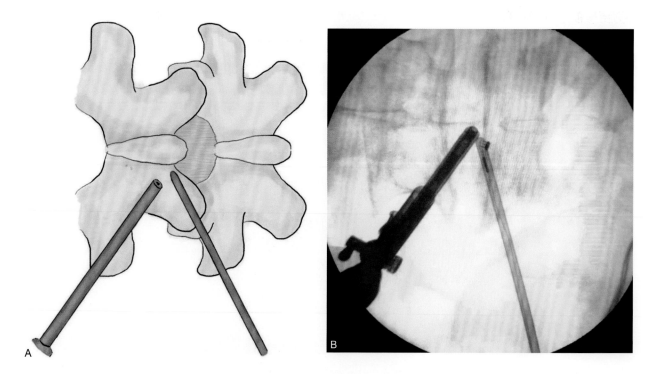

图 6-8-5　A. 内镜与器械交会于位于棘突与椎板下缘交界部位的初始工作空间；B. 术中 C 臂透视提示内镜与器械交会于初始工作区域

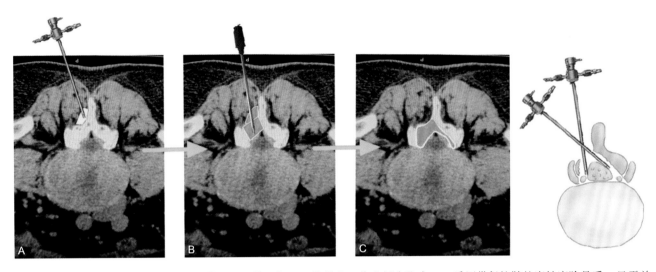

图 6-8-6　A. 在多裂肌三角区域建立第一个工作空间，经镜鞘向工作空间内注水；B. 采用带保护鞘的磨钻磨除骨质，显露并切除黄韧带，到达硬膜外腔，建立第二个工作空间，完成同侧侧隐窝减压；C. 经棘突基底部到达对侧的第三个工作空间，完成对侧黄韧带切除及侧隐窝的减压

（五）内镜视野的调试及镜下解剖结构的识别

在插入内镜前，无论是 0° 还是 30° 的 UBE 内镜，都需要事前通过观察自己的手指来确认内镜的左右上下方位（图 6-8-7），这样做的目的是插入内镜后方便术者快速地辨识镜下的方位。对于 30° 的内镜而言，需要通过旋转镜头才能将自己感兴趣的术野区域最大化。镜下使用射频消融电极清理骨性结构表面的软组织并进行充分止血。镜下需要识别上位椎体的椎板下缘、下位椎体的椎板上缘、上位椎体下关节突内缘、棘突基底部骨质及椎板间隙等解剖结构（图 6-8-8）。

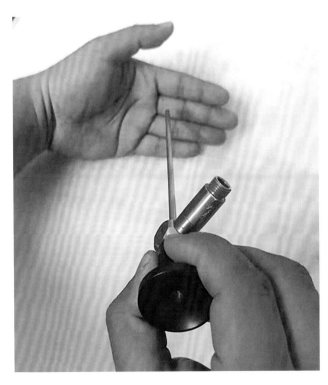

图 6-8-7　术前通过观察自己的手指来确定视野的左右上下方位

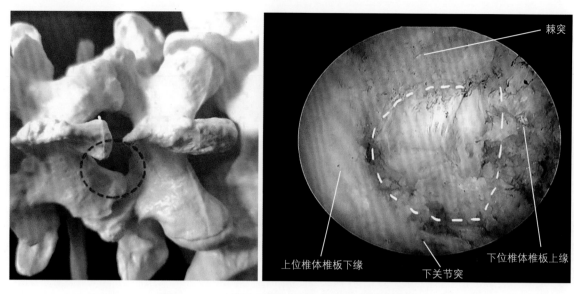

图 6-8-8   镜下各解剖结构围成的虚线为椎板间隙

（六）骨性工作

首先应用带保护鞘的关节镜磨钻或普通的骨科高速磨钻将同侧上位椎体的椎板下缘磨薄（图 6-8-9A），然后应用传统开放手术的椎板咬骨钳进一步咬除椎板直至黄韧带近端止点。棘突基底部的骨质也需要磨除，因为这是进行对侧减压的"必经之路"。下位椎体椎板上缘可采用反向椎板咬骨钳进行处理。由于黄韧带直接包绕并止于下位椎体椎板上缘，可采用刮匙或特殊的 UBE 黄韧带剥离器将黄韧带从椎板上缘剥离，这样可腾出空间置放反向椎板咬骨钳（图 6-8-9B）。

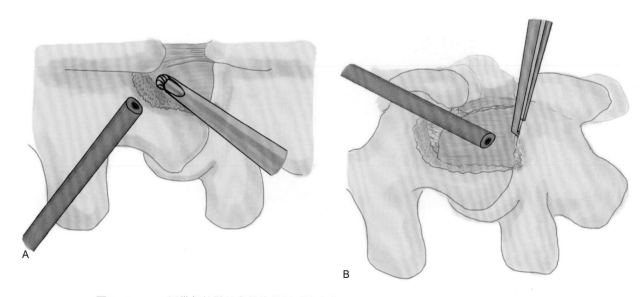

图 6-8-9   A.用带保护鞘的磨钻将椎板下缘磨薄；B.反向椎板咬骨钳处理下位椎体椎板上缘

（七）黄韧带的解剖及切除

充分了解黄韧带的解剖显然是非常关键的，因为它就是附在神经结构表面的一层"面纱"，掀开"面纱"就能看到下面的神经结构。椎管左右两侧的黄韧带存在一个天然的裂隙，这是界定中线并识别棘突基底部的一个重要标记。黄韧带的近端止点位于上位椎板的下表面，并一直延伸到同侧的椎弓根的内下壁并到达椎间孔区域，所以说沿着对侧黄韧带的走行可以寻踪到对侧椎弓根的内壁，找到对侧椎弓根内壁即可发现位于其下方的对侧的出口根。黄韧带的下止点位于下位椎体的椎板上缘，就像一

只手一样将椎板上缘包绕，在这个区域里黄韧带最厚，这也是中央椎管狭窄重点减压的部位（图 6-8-10）。UBE 手术黄韧带的切除过程跟传统的开放手术一样，同侧黄韧带切除可以采用大的椎板咬骨钳一点一点地咬除；也可以显露黄韧带的上下止点后，用黄韧带剥离器自近端向远端将黄韧带剥离下来，将其整块切除（图 6-8-11）。整块切除的方式可最大限度地避免损伤位于其下方的硬膜，这对于严重椎管狭窄的病例而言非常安全且高效。对侧黄韧带切除之前需要用剥离器将其与周围的结构进行剥离，然后用髓核钳、带弧度的椎板咬骨钳进行切除，可一点一点蚕食，也可整块切除。

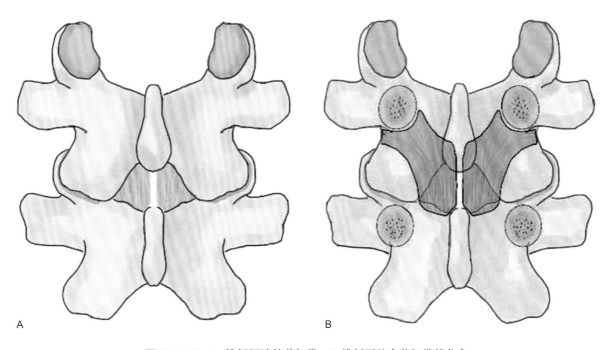

图 6-8-10　A. 椎板间隙的黄韧带；B. 椎板下整个黄韧带的分布

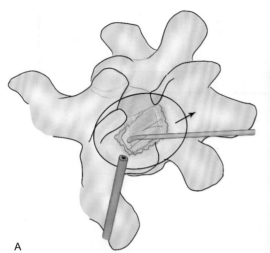

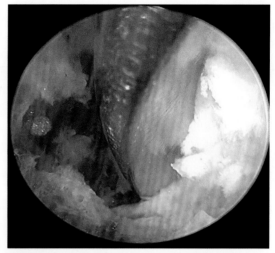

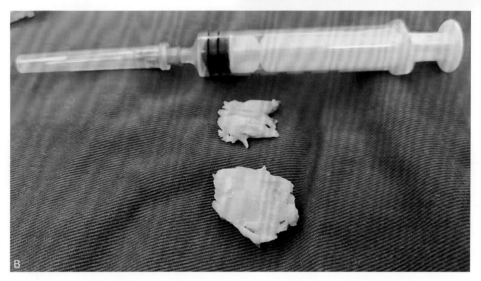

图 6-8-11　A.剥离器自近端向远端将黄韧带剥离；B.同侧与对侧黄韧带的整块切除

（八）双侧侧隐窝减压

切除黄韧带后，进一步扩大同侧的骨性侧隐窝（图 6-8-12），可从下位椎体椎板上缘与上关节突"拐点"的部位开始，此部位下方往往就是同侧走行根，减压后可找到同侧的下位椎体的椎弓根内壁，这是侧隐窝减压的外限（图 6-8-13）。根据这一界限由远端向近端减压同侧侧隐窝，如果同侧存在椎间盘突出，可行间盘摘除。如果突出不严重，可使用射频消融电极进行纤维环的消融皱缩。对侧黄韧带切除前可继续采用磨钻处理棘突基底部及对侧椎板下表面骨质，这样可以制造出一个宽大的对侧操作

空间，在对侧黄韧带的保护下这种操作是足够安全的。当然还可以在高速磨钻保护鞘保护下对对侧骨性结构进行磨削处理，保护鞘既可充当剥离子的作用，又可以保护位于其下方的重要结构，非常安全（图 6-8-14）。对侧骨性工作完成后，可将对侧黄韧带切除，显露出对侧的关节突关节。对侧黄韧带切除前可事先用神经剥离子从其背侧及远端椎板止点处进行剥离（图 6-8-15）。切除对侧上关节突的部分内缘及增生骨赘，充分减压对侧的走行根（图 6-8-16）。在 UBE 拉钩的保护下，处理对侧突出的间盘，根据具体情况可选择间盘摘除或纤维环消融皱缩。如果想要减压对侧的出口根，可沿对侧上位椎体椎

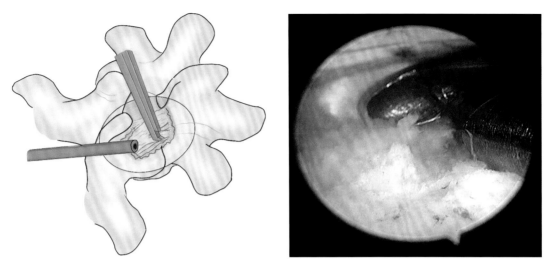

图 6-8-12 切除同侧黄韧带后进一步扩大同侧侧隐窝

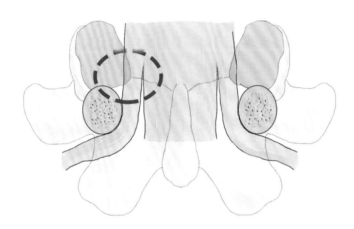

图 6-8-13 下位椎体椎板上缘与上关节突"拐点"部位下方便是同侧的走行根

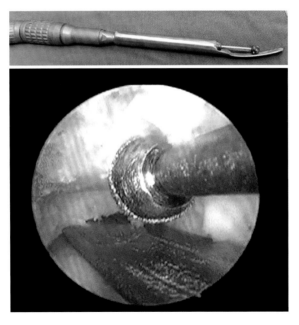

图 6-8-14 高速磨钻保护鞘

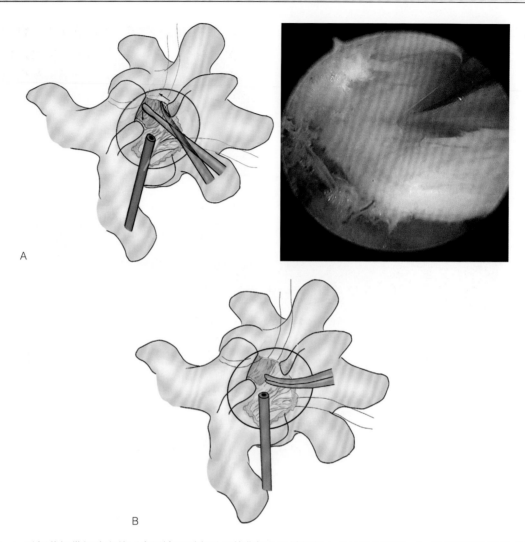

图 6-8-15　A.对侧黄韧带切除之前可先用神经剥离子于其背侧及远端椎板止点处进行剥离；B.用带弧度的椎板咬骨钳切除对侧的黄韧带

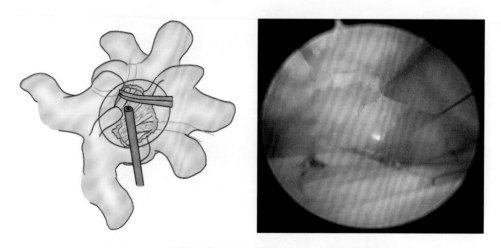

图 6-8-16　用带弧度的椎板咬骨钳处理对侧的骨性侧隐窝

弓根的方位进一步地磨除对侧椎板下的骨质。采用曲棍球样的骨凿凿除部分对侧上关节突尖部，即可显露出位于椎弓根下方的出口根，这个区域往往存在一团脂肪且遍布血管，需要使用可调方向射频消融电极仔细止血，位于对侧出口根背侧的黄韧带是指示方向的重要结构。这样就完成了整个椎管的减压及同侧走行根、对侧出口根、对侧走行根 3 根神经的松解减压（图 6-8-17）。放置一根引流管，预防术后局部血肿形成。术后第 2 日拔除引流管，复查 MRI、CT 评估减压情况（图 6-8-18）。

UBE-ULBD
治疗腰椎管
狭窄症

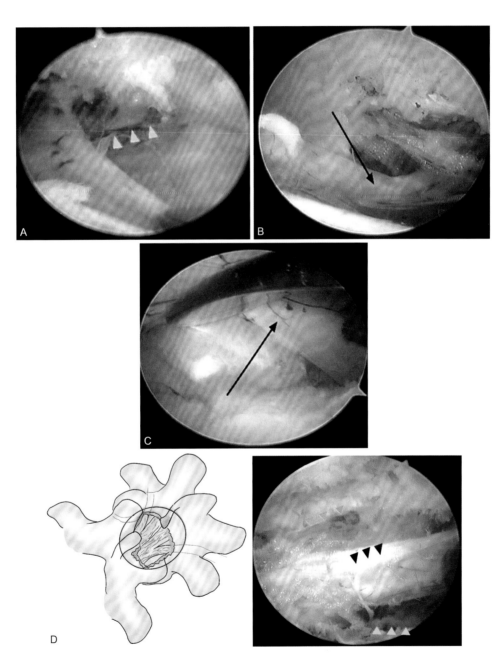

图 6-8-17 A.绿色箭头所指为对侧出口根；B.黑色箭号所指为对侧走行根；C.黑色箭号所指为同侧走行根；D.减压后全貌，蓝色箭头所指为对侧走行根，绿色箭头所指为同侧走行根，黑色箭头所指为位于硬膜表面中线的系带

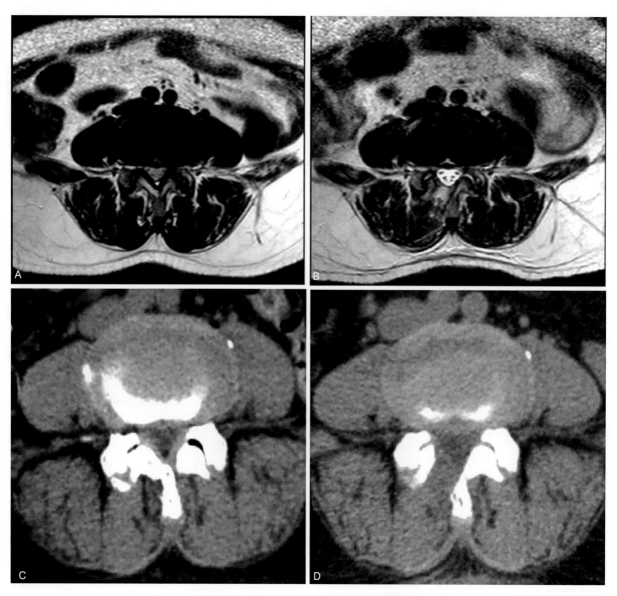

图 6-8-18   典型病例：56 岁女性患者，间歇跛行 2 年，保守治疗无效，行 UBE 单侧入路双侧减压。A. 术前 MRI 提示椎管狭窄；B. 术后第 2 日复查 MRI 提示减压彻底；C. 术前 CT；D. 术后 CT 示减压情况

三、技术要点

（一）保持顺畅出水

保持顺畅的出水是保障 UBE 术野清晰的关键。前面已提及过，在建立通道时筋膜的充分切开十分关键。许多学者将筋膜切成十字形，或者应用椎板咬骨钳或髓核钳进一步扩大筋膜切口都是一些实用的手术技巧。在手术的初始阶段使用一些特殊的器械可以帮助建立顺畅的出水，如 UBE 拉钩及 UBE 半套管，两者设计的共同点是横断面呈半弧形，这样可方便器械的插入，同时可以将水充分引出，并

且对器械的移动不会有太大的限制。UBE 拉钩需要助手扶持，颈椎或胸椎病例对助手扶持 UBE 拉钩的技巧要求很高。在手术开始阶段使用 UBE 拉钩或半套管后，软组织通道会逐渐通畅，并出现一种"软组织记忆性"。随着手术的进行，可逐渐不借助这些专门 UBE 器械的辅助。即便是出水顺畅的情况下，周围软组织的肿胀也是不可避免的，初学者大可不必恐慌，术后水肿会很快吸收。出水顺畅与器械置入的顺畅感是一致的，如果手术过程中发现器械置入并不是很顺畅，应该先停止操作，仔细检查问题出在哪里。

（二）出血的控制

首先明确 UBE 椎管减压最容易出血的几个部位。在显露过程中，我们发现最容易出血的部位位于上位椎体椎板靠近峡部的位置，以及下位椎体椎板上缘与上关节突"拐点"区域。这些区域的止血可采用 90°的大尺寸射频消融电极进行止血，该区域的血管主要来源于节段动脉的椎板分支。切除上位椎体椎板下缘直至黄韧带近端止点的区域是骨性工作中最容易出血的位置，这些部位的血管大都是位于硬膜表面的毛细血管，面积广且出血点往往位于椎板下方不容易被发现的部位。如果发现明显的出血点，可采用可弯曲的射频消融电极止血，如果视野模糊，可局部填塞明胶海绵等止血材料。如果明胶海绵很容易被水冲出来，可在其后方再填塞一小块骨蜡阻挡，这种方法被称之为"Push-Rock"方法。下位椎体椎板上缘与下位椎体上关节突"拐点"部位下方即为同侧的走行根，其周围往往存在炎性的血管增生，也是最容易出血的部位，可在神经根拉钩保护下对神经周围的血管进行充分止血。在行对侧减压时，对侧出口根的腋窝部位及走行根周围也遍布血管，可采用小的带弧度的射频消融电极或可调方向的射频消融电极进行止血。对于椎板、侧隐窝关节突关节骨表面的出血，可采用骨蜡止血。骨面上比较局限的出血，可用高速磨钻磨削止血。90°刀头正好与侧隐窝的骨面平行，采用这种刀头处理侧隐窝骨面上的出血非常方便。无论是采用大尺寸的射频消融电极还是采用小头的射频消融电极，在神经结构周围进行止血时，应该将挡位调低，避免损伤神经结构（图 6-8-19 ）。

（三）如何确定中线位置

确定中线是进行 UBE 单侧入路双侧腰椎管减压的根本。它的意义在于通过中线的指示标记可以明确哪些区域是同侧，哪些区域是对侧，这对于术中明确减压范围和方位非常重要。同侧及对侧黄韧带中间有一个天然的裂隙，这是第一个确定中线的标记。下位椎体的棘突基底部也是确定中线的一个标记，这个部位下面黄韧带最厚，下方还有硬膜表面的系带，所以处理此区域的黄韧带时需要格外小心，避免引起硬膜撕裂。下位椎体棘突的基底部也需要去除一部分，只有这样器械才可以很容易地到达对侧下位椎体的椎弓根内壁，对侧椎弓根内壁通常是对侧走行根绕行的部位。硬膜表面的系带是第三个标记中线的解剖结构（图 6-8-20 ）。

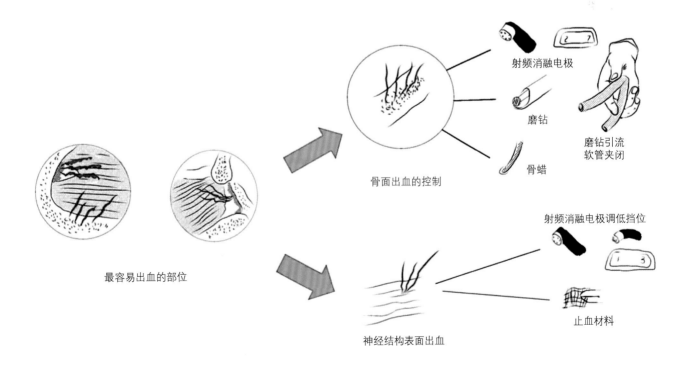

射频消融电极

磨钻

骨蜡

磨钻引流软管夹闭

骨面出血的控制

最容易出血的部位

射频消融电极调低挡位

止血材料

神经结构表面出血

图 6-8-19　UBE 出血的控制

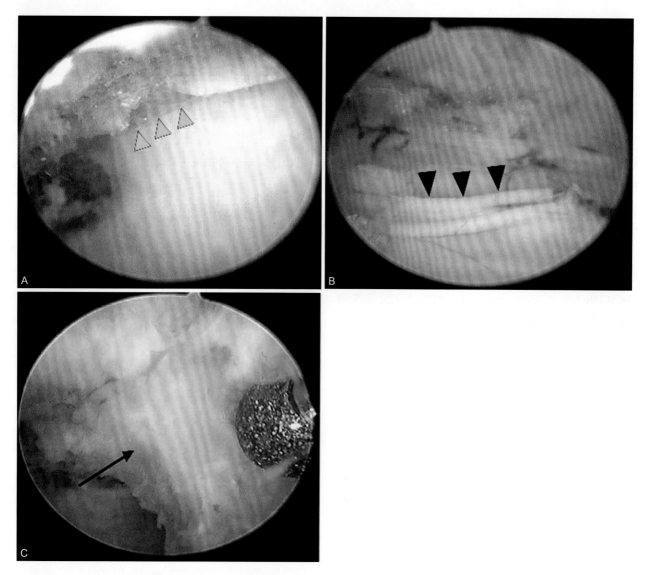

图 6-8-20　A.绿色箭头所指为黄韧带中线的天然裂隙；B.黑色箭头所指为硬膜表面的系带，它是提示中线的一个标志；C.下位椎体的棘突基底部也可提示中线位置（箭号）

四、并发症

（一）棘突骨折

　　UBE 单侧入路双侧减压时，棘突基底部是操作器械到达对侧的"门槛"。如果棘突基底部骨质处理过多的话，很容易引起棘突基底部的骨折（图 6-8-21），主要表现为术后的腰痛症状。镜下仔细识别棘突基底部的界限是预防此类并发症的关键。在对棘突与椎板交界部位进行磨削时，显露出同侧黄韧带与对侧黄韧带的分界后，即可明确位于其上方的棘突位置，此时不能再向对侧进行磨削处理，可仅限于其下方的骨质的有限磨除。

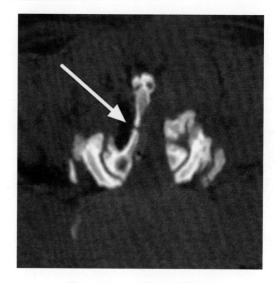

图 6-8-21　棘突基底部骨折

（二）肌肉及软组织损伤

这往往发生于技术开展的初期病例，术者一般对 UBE 基础理论及技术了解不够或对顺畅出水控制不好。预防措施是初始空间一定要建立在多裂肌三角区域，并且建立顺畅的出水。另外，使用射频消融电极时要间断性使用，而不能在某一局部长时间连续使用，从而避免软组织的热灼伤（图 6-8-22）。

（三）硬膜撕裂

与传统的脊柱外科开放手术类似，硬膜的撕裂往往是不可避免的，尤其是重度椎管狭窄的病例和翻修病例。对于某些严重狭窄的病例，硬膜与黄韧带往往紧贴，在切除黄韧带的过程中很容易损伤到硬膜。常见的损伤部位一般位于神经根袖及硬膜表面的系带位置。对于小的裂口，在保证出水通畅的情况下，可以继续手术，并将手术时间尽量控制在 30～60 分钟内，裂口的表面可覆盖明胶海绵或生物胶等（图 6-8-23）。对于较大的裂口，可以镜下使用普通的持针器及缝合针进行缝合修复，并使用特殊的推结器打结，缝合后覆盖明胶海绵或生物胶；也可采用专门的硬膜夹夹闭硬膜裂口。术后常规放置

引流管，卧床观察 1 周。关注术后引流情况，预防感染，对症处理。

（四）硬膜外血肿

单侧入路双侧减压过程中，如椎板下骨质磨削处理过多，骨面渗血，容易引起术后的血肿形成。通常大部分血肿不会伴随相应的症状。减压后的仔细止血和常规放置引流装置是预防术后血肿形成的主要措施。在仔细止血的情况下，ULBD 术后 48～72 小时的引流量一般在 20～30 ml。围手术期血压控制及抗凝药物的使用问题也应该重点关注。术后 MRI 检查是评估硬膜外血肿的重要手段，血肿存在的概率往往超过我们的预期，但是大部分病例不存在症状。如果血肿压迫超过椎管面积的 50%，并且合并神经症状时，需要翻修手术清理血肿。

（五）感染

UBE 手术与关节镜、单孔椎间孔镜手术类似，整个手术过程是在不间断盐水灌注过程中进行，所以感染概率较低。减压完成后，在灌注盐水中加入可局部外用的抗生素进一步预防感染的发生。

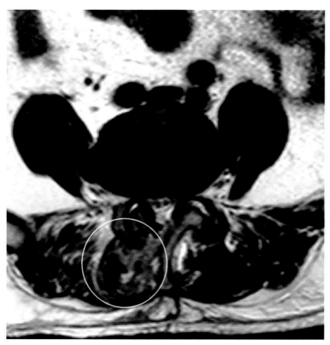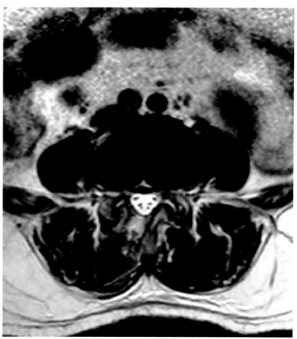

图 6-8-22　两个病例，术后复查 MRI 提示左侧病例肌肉软组织水肿明显

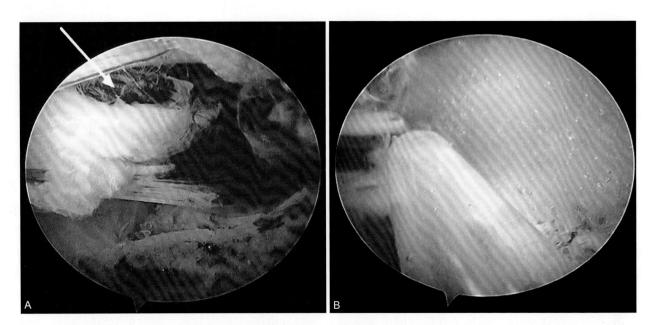

图 6-8-23　白色箭号所示位置为根袖部位的硬膜撕裂。裂口较小，仅覆盖明胶海绵，放置引流管

（六）再狭窄

再狭窄的常见原因是椎间隙的塌陷导致，椎间隙高度的丢失必然引起上位椎体椎板的下移，从而导致中央椎管再次狭窄。上关节突的上移可导致神经根孔出口根的卡压，对于初次行椎管狭窄 UBE 椎管减压的病例，如果椎间盘突出不明显，应该尽量避免破坏椎间盘及相应的椎间隙。另外，用磨钻处理上位椎体椎板的下表面进行椎板下成形直至足够的宽度可以在一定程度上预防因椎间隙塌陷导致的再狭窄问题（图 6-8-24）。

五、小结

在需要采用内镜处理腰椎管狭窄病例时，基于高效性和彻底性，我们强烈推荐 UBE 术式。这种类似于"水环境中的显微镜手术"的术式与传统的空气介质的显微镜手术类似，减压彻底、观察仔细且安全高效。熟悉的后路手术操作及镜下解剖结构的放大使得具备传统脊柱外科开放手术经验的医师更加容易掌握和开展此项技术。当然，任何技术都存在其局限性，如何把握好技术适应证，开发好的镜下辅助器械和熟练地手眼配合是技术进步的关键。

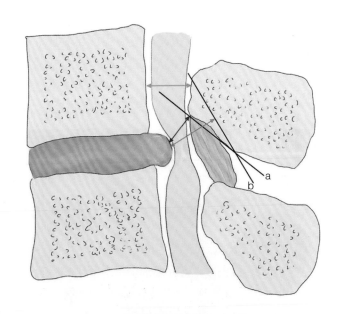

图 6-8-24　a 线为黄韧带切除后切线，b 线为上位椎板椎板下成形线；减压术后椎间盘到 a 线的距离（红双箭头）或到 b 线的距离（蓝双箭头）应该与正常的椎管径线（绿双箭头）相等

（张　伟　潘　浩）

第九节　UBE 腰椎对侧入路

一、概述

在临床上经常遇到高位腰椎间盘脱出游离的病例，有向上游离的，有向下脱垂的。如果选择同侧入路可能需要做一个半椎板切除才能完整切除游离的髓核组织。但这样做很容易损伤到峡部位置，从而导致节段不稳。临床上还会遇到同侧出口根及走行根同时受累的病例，如果选择同侧入路减压双根的话，必然会破坏关节突关节，从而需要行腰椎融合手术。针对上述两种情况，UBE 技术有一个特殊的入路来处理——对侧入路。UBE 对侧入路包括对侧椎板下（sublamina）入路和对侧经椎板（translamina）入路。本节将分别介绍这两种入路的建立及手术技巧。

二、Sublamina入路

（一）适应证

1. 椎间盘脱出向上游离病例。
2. 需要同时减压同侧双根病例。

（二）麻醉及体位

患者采取全身麻醉。常规采用俯卧位，调整手术床的角度确保椎间隙与地面垂直。

（三）切口定位

两个通道切口的位置要通常比传统同侧减压入路偏低一些（图 6-9-1）。观察通道的位置很重要。观察通道切口的位置位于近端椎体椎弓根投影的远端。操作口与观察口间距 3 cm。如果需要行对侧走行根的减压，也可将操作口进一步贴近下位椎体椎板上缘的水平，这时两个通道的间距可能会小于3 cm。减压的内外边界还是参考同侧椎弓根投影内缘线。以上为腰椎左侧病例的定位。右侧病例位于近端的操作通道位置较关键，也应该位于近端椎体椎弓根投影下缘的远端。切口定位的原则是方便内

镜看到对侧的出口根及器械在出口根区域操作。

（四）操作步骤

建立通道的方法与同侧减压一样，近端椎板切除直至黄韧带近端止点。建议再向近端切除部分椎板（图 6-9-2），这样对于左侧病例更容易观察对侧出口根，对于右侧病例方便器械操作。棘突基底部扩大后可对对侧黄韧带进行剥离，剥离后会发现对侧椎板下表面（图 6-9-3）。但对对侧椎板下皮质的磨除可进一步扩大对侧的显露空间，沿着对侧黄韧带近端止点可探寻到对侧的椎弓根内下壁，这也是对侧出口根的位置（图 6-9-4）。将对侧黄韧带切除后，处理对侧 corner 椎板上缘可减压对侧走行根。切除对侧椎间孔区域黄韧带，用曲棍球骨凿或椎板咬骨钳处理对侧上关节突尖部。如果上关节突尖部对视野并不造成遮挡，可进一步切除对侧椎间孔区域的黄韧带（图 6-9-5、图 6-9-6）。这时通常会显露位于出口根腋窝部位的脂肪和丰富的血管。将脂肪切除及充分止血后可显露对侧出口根（图 6-9-7）。

Sublamina
入路

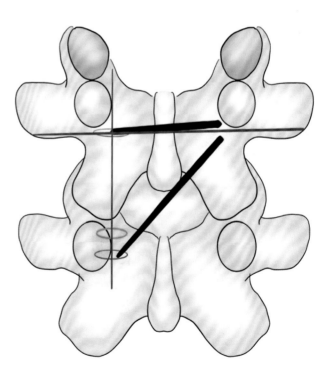

图 6-9-1　Sublamina 入路切口示意图

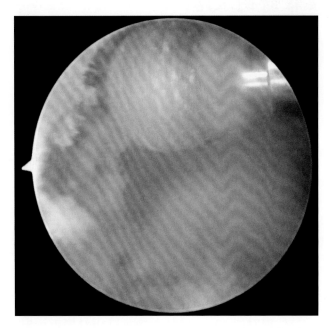

图 6-9-2 显露出黄韧带近端止点后磨钻继续向近端处理

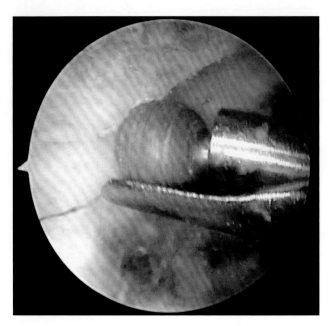

图 6-9-3 磨钻磨除棘突基底部

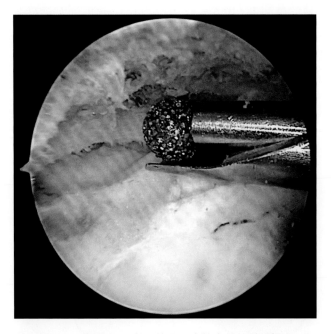

图 6-9-4 对侧椎板下表面的进一步扩大是显露对侧出口根的关键

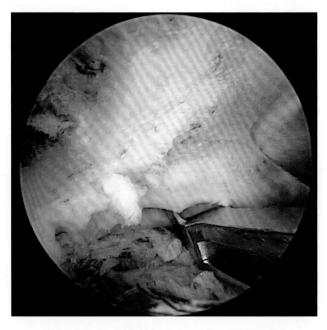

图 6-9-5 椎板咬骨钳去除对侧 corner 区域

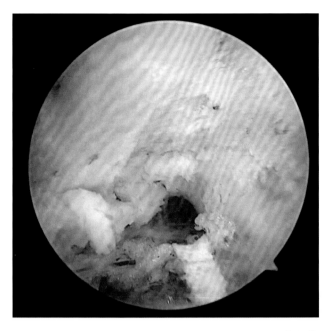

图 6-9-6 椎板咬骨钳进一步切除对侧椎间孔区域的黄韧带

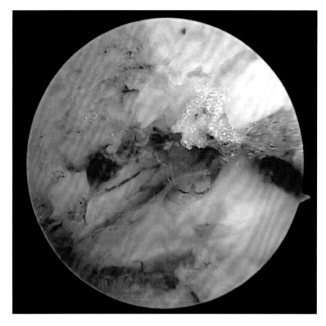

图 6-9-8 对侧出口根获得充分的减压

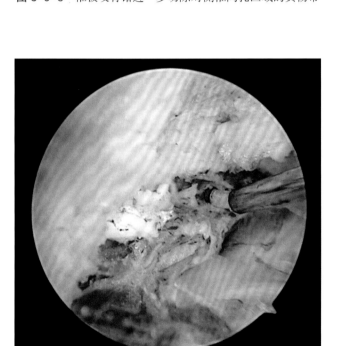

图 6-9-7 对侧椎间孔区域出口根的腋窝位置含有大量的脂肪和血管，进行预止血是非常关键的

如果存在髓核脱出，可经操作口置入 UBE 拉钩牵拉保护神经结构，于出口根腋窝部位摘除脱出向上游离的髓核组织。这样对侧的出口根会得到充分的减压（图 6-9-8）。

（五）手术技巧

1. 沿着上位椎弓根方向的椎板下表面磨除是显露对侧出口根的关键。

2. 上关节突的尖部去除可进一步减压椎间孔区域的出口根。

3. 黄韧带走向、脂肪、丰富血管都可提示对侧出口根的位置。

三、Translamina入路

（一）适应证

椎间盘向下脱垂病例。

（二）麻醉与体位

患者采取全身麻醉。常规采用俯卧位，调整手术床的角度确保椎间隙与地面垂直。

（三）切口定位

Translamina 入路的定位点位于下位椎体棘突的基底部。在定位的时候还是以对侧脱垂的椎间盘为中心做水平线，其与同侧椎弓根内缘线的交点近端 1.5 cm 为内镜通道，远端 1.5 cm 为操作通道（图 6-9-9）。

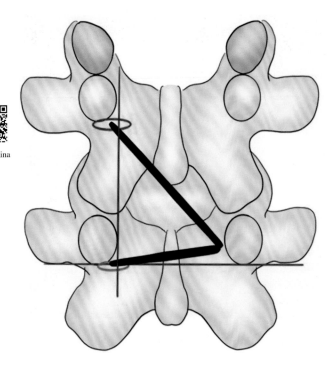

Translamina
入路

图 6-9-9　Translamina 入路切口示意图

（四）操作步骤

麻醉成功后，建立操作通道和内镜通道。可以按照常规的步骤先去处理近端椎板直至显露黄韧带止点。然后处理 corner 区域，显露远端椎体的棘突及棘突基底部，游离黄韧带并切除黄韧带（图 6-9-10），再从下位椎体棘突基底部开始向脱垂方向磨除骨质（图 6-9-11），显露对侧下位椎体的椎弓根内壁及位于其内侧的脱垂的髓核组织并摘除。当然也可第一个 dock（着陆）点直接位于下位椎体的棘突基底部，然后由此开始做骨性工作。但是磨除骨质的时候一定要经椎板到达对侧的脱垂区域，而不是磨穿棘突到达对侧的椎板上表面。将对侧的硬膜及走行根牵拉开即可显露出脱垂的髓核组织，并将其摘除（图 6-9-12~图 6-9-14）。

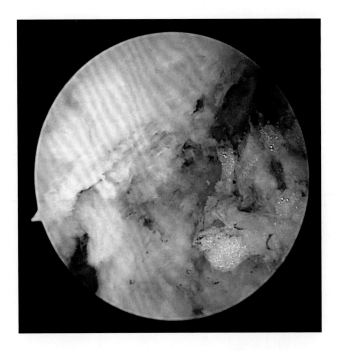

图 6-9-10　远端椎体的棘突及棘突基底部

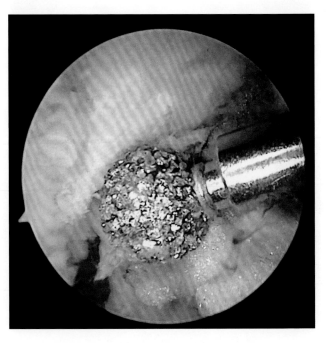

图 6-9-11　磨钻处理远端椎体的棘突

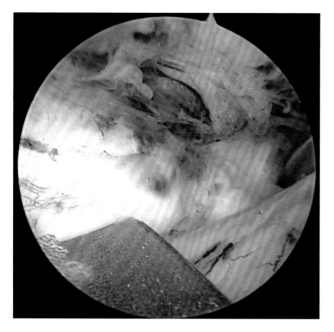

图 6-9-12　将对侧的走行根牵拉开后可显露脱垂的髓核

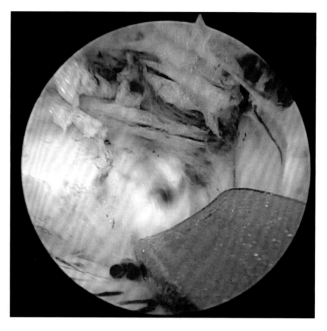

图 6-9-13　UBE 拉钩牵拉对侧神经根显露突出的髓核组织

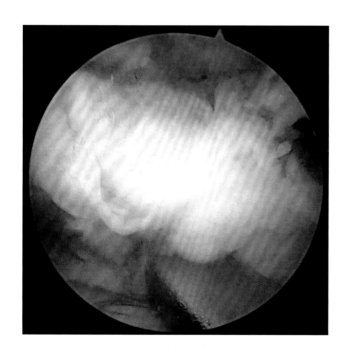

图 6-9-14　对侧脱出的髓核组织

（五）手术技巧

1. 下位椎体的棘突基底部是第一 dock（着陆）点，骨性工作时不能过于表浅，磨钻会穿透棘突基底部到达对侧。但也不能过深，过深容易损伤到位于下方的硬膜及神经结构。

2. 对侧的椎弓根内壁一定要找到，脱垂的髓核组织一般位于椎弓根内壁内侧。

3. Translamina 入路观察对侧的向下的范围还是很广泛的，当然这是在保留对侧骨性结构的基础上获得的视野。

4. 经同侧操作口置入 UBE 拉钩将神经牵拉保护起来，更容易去除对侧脱垂的髓核组织。

5. 可使用带角度的髓核钳处理对侧的椎间隙及脱垂的髓核组织。

对侧入路是 UBE 的两种特殊入路，掌握好了可用于处理一些特殊的病例，达到事半功倍的效果，并且对整体的稳定结构破坏不大，真正达到微创的目的。

四、典型病例

男性，76 岁。右下肢剧烈疼痛半个月。站立行走症状加重。

（一）影像学检查

见图 6-9-15。

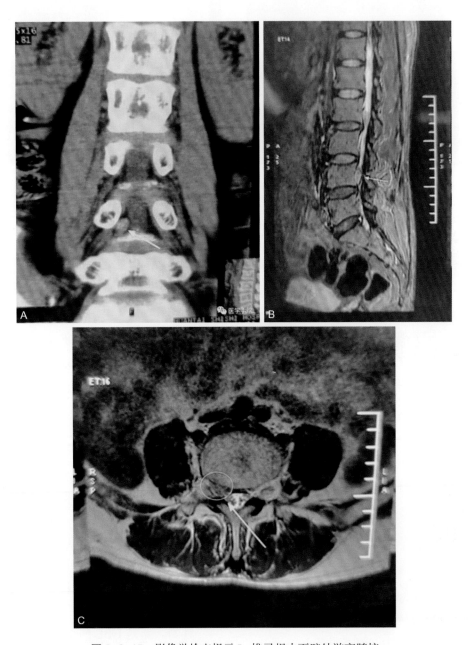

图 6-9-15　影像学检查提示 L₄ 椎弓根内下壁处游离髓核

（二）术中定位

见图 6-9-16、图 6-9-17。

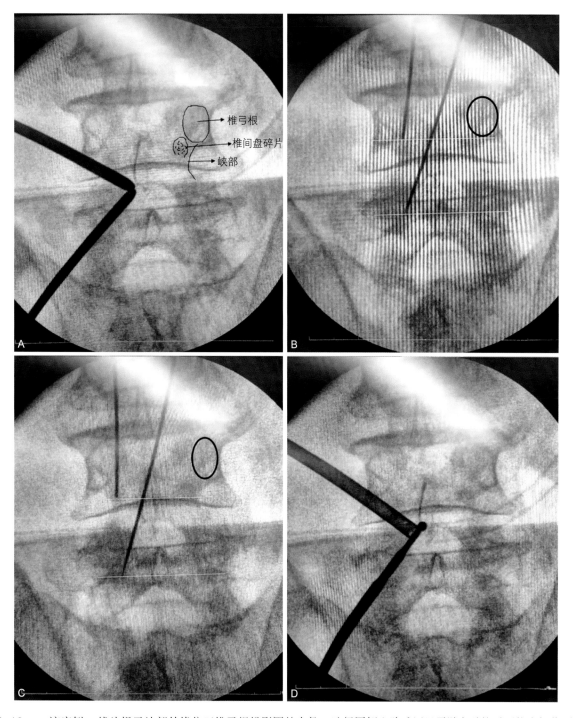

椎弓根

椎间盘碎片

峡部

图 6-9-16　A. 该病例 X 线片提示峡部外缘位于椎弓根投影圈的中份，选择同侧入路减压显露游离髓核时可能会损伤到峡部，导致不稳的风险较大。所以选择经对侧（左侧）入路摘除游离髓核组织；B. 按照常规定位的内镜通道和操作通道，似乎位置过于靠上，对于对侧结构的观察及操作有困难；C. 向下做出调整；D. 术中磨钻确定棘突椎板交界位置

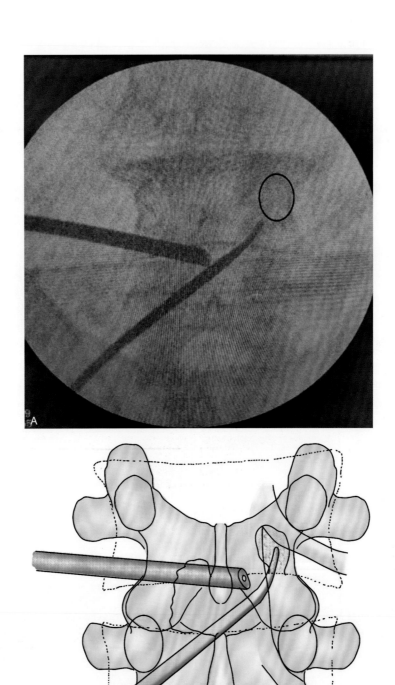

图 6-9-17　术中减压到对侧 L_4 椎弓根的内下壁目标点

（三）镜下操作

见图 6-9-18、图 6-9-19。

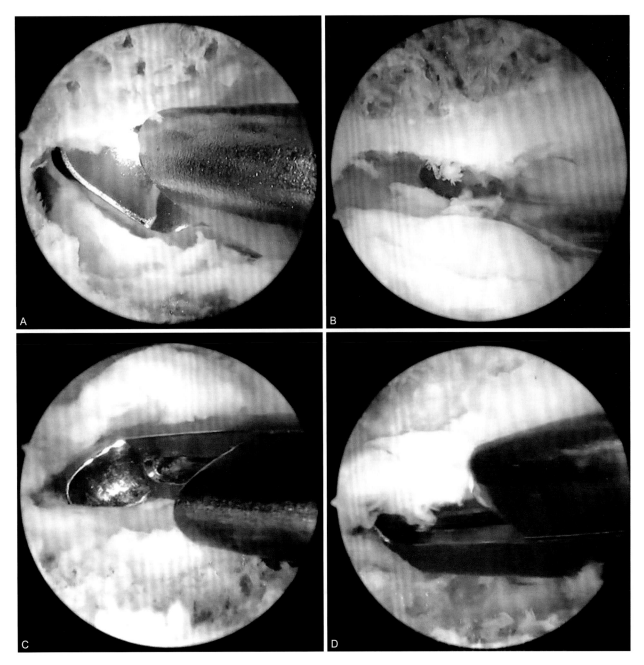

图 6-9-18　A. 术中镜下切除椎板，近端椎板切除直至黄韧带近端止点，建议再向近端切除部分椎板；B. 切除椎板后显露黄韧带；C. 切除同侧黄韧带；D. 切除对侧黄韧带（镜下图像左侧为头端，右侧为尾端，上方为对侧，下方为术者操作侧）

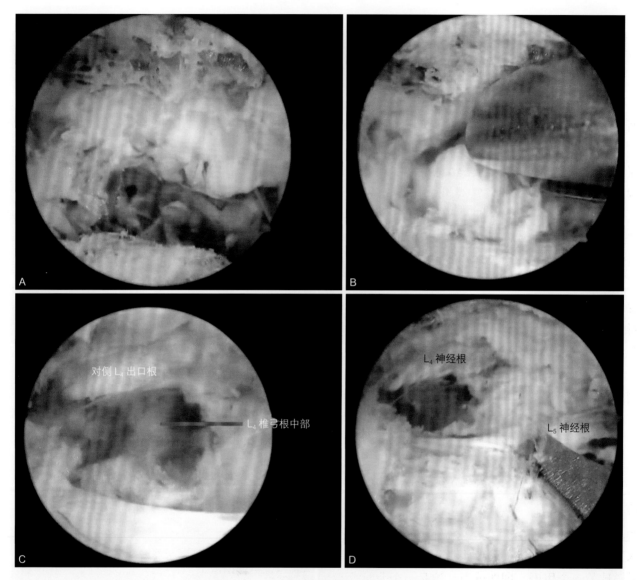

图 6-9-19　A. 切除双侧黄韧带后显露对侧椎间盘，可见对侧椎间盘表面血管；B. 髓核钳取出髓核；C. 显露对侧 L_4 神经根及对侧椎弓根内侧壁；D. 显露 L_4 及 L_5 神经根（镜下图像左侧为头端，右侧为尾端，上方为对侧，下方为术者操作侧）

（程　伟　朱承跃　张　伟）

第十节　UBE 腰椎第三通道

一、概述

单侧双通道脊柱内镜（UBE）观察通道及操作通道都位于一侧，这样在同侧神经结构减压方面，术者操作起来更加舒适，减压更加彻底。经过棘突基底部的磨削处理，位于同侧的内镜和操作器械可到达对侧，通过越顶操作来完成对侧神经结构的减压，也就是单侧入路双侧减压（ULBD）术式。在实际临床操作中，我们发现对侧的 corner 区域及对侧下位椎体的椎板上缘部位很难通过同侧的操作器械去减压。而这偏偏是狭窄重点减压的区域。这可能是操作器械进入角度及操作器械自身角度的问题。所以我们设计了对侧的第三个通道用于对侧 corner 区域及椎板上缘的充分减压，并将其命名为 Zhang's portal。随着对该通道的不断摸索，进一步将 Zhang's portal 应用于一些复杂退变滑脱病例的对侧松解甚至经对侧置入融合器等操作。这样做的目的也是为了做到复杂滑脱病例对侧的充分减压及双侧松解后的完美复位。UBE 腰椎第三通道最早是韩国微创医生提出的 quarterback 切口，用于置入 B-cannula（图 6-10-1）。B-cannula 的作用是保持出水通畅。我们借鉴 quarterback 切口，提出了 quarterback-K-portal（四分卫克氏针通道），用于置入克氏针，充当神经根的拉钩。Quarterback 是美式橄榄球的一个用语，即四分卫，这是一个非常重要的位于中线的位置。在 UBE Ex-TLIF 手术中，也可以使用偏外的 quarterback 切口于较水平的角度置入类 OLIF cage。这样更利于大融合器的横置。本节重点围绕上述 3 个第三通道描述其建立方法和相关技巧。

二、Zhang's portal

1. 适应证及用途

（1）对侧 corner 舒适且充分地减压。

（2）复杂滑脱病例对侧结构辅助松解。

（3）真性滑脱双侧减压的对侧辅助切口。

（4）提升自体骨植骨量的辅助切口。

（5）Ex-TLIF 对侧间隙处理，甚至对侧外侧纤维环处理的辅助口。

（6）双 cage 对侧置入 cage 切口。

（7）对侧附加切口一般是作为操作口，但是有时也可作为观察口来完成同侧（术者侧）双根的减压，从而完成四根的充分减压。

Zhang's portal 在腰椎管狭窄病例中的应用

2. 麻醉与体位

麻醉采用全身麻醉。患者俯卧位，确保椎间隙与地面垂直。正位透视确保棘突居中。

3. 操作方法

Zhang's portal 的定位点实际上是同侧操作口于对侧的镜像位置（图 6-10-2）。单纯减压病例可采用横切口，对侧融合病例可采用纵切口。需要对侧摘除间盘或置入融合器的病例，切口可稍微偏近端一些，接近于椎间隙水平。

切开皮肤、筋膜后置入一级导杆，在同侧内镜监视下辅助建立通道。同侧视野下建立对侧第三通

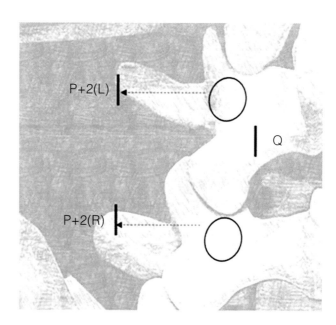

图 6-10-1　UBE 腰椎第三通道。Q 表示 quarterback 切口；P，椎弓根；L，左侧通道；R，右侧通道；+2，旁开 2 cm

道的解剖区域位于对侧下关节突尖部与远端椎体棘突基底部之间的狭长区域（图6-10-3）。我们会在对侧黄韧带浅层的区域（对侧下关节突尖部与下位椎体棘突根部之间）看到对侧置入的一级导杆在触碰对侧黄韧带的浅层。由于同侧入路的前期已经切除了对侧黄韧带的深层，所以对侧浅层的黄韧带已经很薄，对侧置入的一级导杆可在同侧内镜的监视下选择合适的突破点突破对侧的黄韧带浅层。对侧一

级导杆的触碰非常重要，我们形象地比喻其为"敲门"（图6-10-4）。对于对侧椎板间隙狭窄的病例，可在对侧一级导杆到位的情况下，沿一级导杆置入环锯将对侧的椎板间隙进一步扩大，或者经同侧进一步去除对侧的下关节突尖部的骨质来扩大对侧第三通道的操作空间。经对侧切口置入等离子刀头来进一步扩大对侧的通道及对侧下位椎体椎板上缘区域的软组织清理（图6-10-5）。通过同侧操作口或对

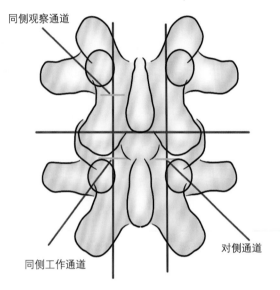

图6-10-2　Zhang's portal 的定位点

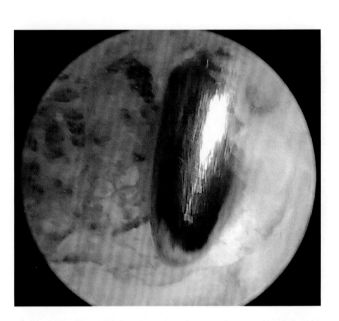

图6-10-4　通过关节突与棘突之间的区域置入一级导杆"敲门"

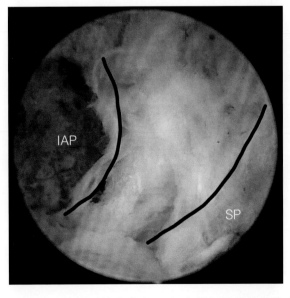

图6-10-3　对侧下关节突（IAP）尖部与远端椎体棘突（SP）基底部之间的狭长区域是第三通道建立的位置

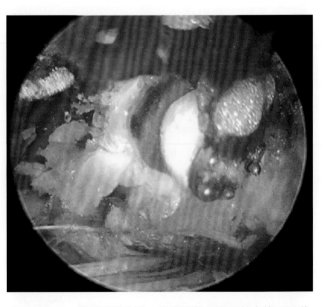

图6-10-5　等离子刀头进一步清理软组织及扩大第三通道

侧操作口进一步去除下关突尖部内侧部位，显露对侧 corner 及椎板上缘。通过第三通道可轻松地减压对侧的 corner 区域及对侧椎板上缘（图 6-10-6、图 6-10-7）。当然，可调方向椎板咬骨钳或反向的椎板咬骨钳使用起来更便利一些。如果需要切除对侧的间盘，可经同侧操作口置入 UBE 拉钩将对侧的神经根牵拉保护起来（图 6-10-8）。然后经对侧切口放入纤维环切刀及髓核钳处理突出的间盘及椎间隙（图

6-10-9、图 6-10-10）。如果需要经对侧置入融合器，需要经对侧通道联合同侧通道将对侧的下关节突完整切除，显露出对侧的上关节突关节面，然后切除上关节突的尖部及内缘 1/3。对侧近端椎板及峡部骨质是阻挡试模及融合器置入的主要部分，可进一步切除。处理对侧的椎间隙，在同侧 UBE 拉钩保护下经对侧置入铰刀、试模及融合器（图 6-10-11、图6-10-12）。对侧间隙处理得如何，可将同侧内镜置

第三通道植
入 cage

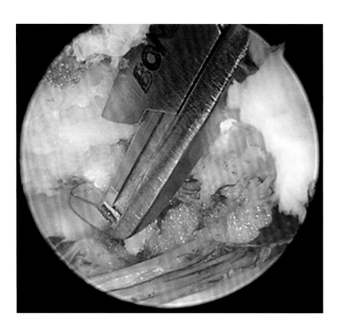

图 6-10-6 椎板咬骨钳经第三通道处理对侧的侧隐窝

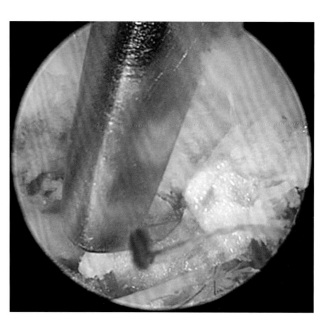

图 6-10-7 椎板咬骨钳经第三通道处理对侧的椎板上缘及 corner 区域

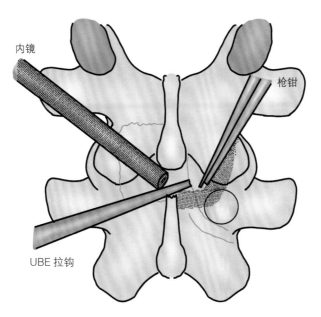

图 6-10-8 经过同侧操作口置入 UBE 拉钩保护对侧的神经根

入到同侧椎间隙内（这时需要使用 30° 或 70° 广角度的内镜），通过旋转镜子来观察对侧椎间隙处理的情况。同侧及对侧的关节突及椎间隙的充分松解有利于神经根的充分减压及滑脱的复位。

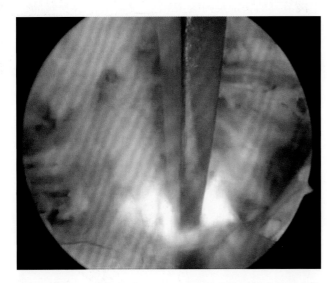

图 6-10-9　经同侧操作口置入 UBE 拉钩将对侧走行根牵拉保护，然后用纤维环切刀切开对侧的纤维环

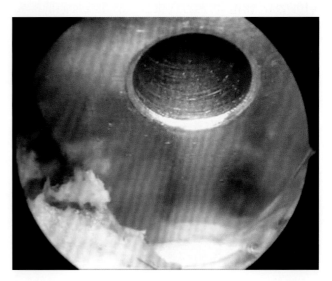

图 6-10-11　经对侧第三通道置入融合器的试模

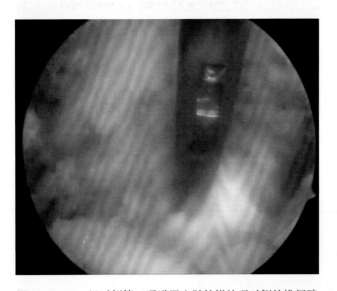

图 6-10-10　经对侧第三通道置入髓核钳处理对侧的椎间隙

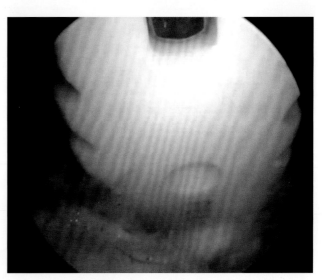

图 6-10-12　经对侧第三通道置入融合器

三、Quarterback-K-portal

1. 适应证及用途

（1）UBE 镜下融合手术神经根的保护并指示中线位置。

（2）UBE 椎间盘摘除及狭窄减压病例神经根的保护。

（3）Ex-TLIF 操作时置入调横器将融合器调横。

2. 麻醉与体位

麻醉采用全身麻醉。患者俯卧位，确保椎间隙与地面垂直。正位透视确保棘突居中。

3. 操作方法

定位椎间隙水平下及棘突同侧内缘线的交点即为切口位置（图 6-10-13）。如果想克氏针直接置入椎间隙，可经操作口置入 UBE 拉钩将神经根及硬膜牵拉至中线位置，然后在内镜监视下，经 quarterback-K-portal 置入一枚 1.5 mm 或 2 mm 克氏针，紧贴 UBE 拉钩的底部置入椎间隙内约 1.5 cm 或 2 cm（当然有带刻度的克氏针最安全）。然后可撤离 UBE 拉钩，克氏针将神经结构向中线牵拉保护（图 6-10-14）。接下来可在无助手辅助拉钩的情况下进行纤维环开窗及椎间隙处理。如果想将克氏针固定于椎体上，可在 UBE 拉钩保护下经 quarterback-K-portal 置入克氏针于椎体表面上，然后经套管将克氏针置入抵到椎体骨面上。撤离 UBE 拉钩，如果

感觉神经根牵拉不够，可通过套管在骨面上向中线合适的方向进一步平移，然后经套管插入克氏针，用电钻钻入克氏针至合适的深度。然后撤离套管。整个手术结束后，可将克氏针拔除。

Quarterback-K-portal 的建立

如何安全地经过该通道置入克氏针是需要额外注意的地方。我们通常会将 30° 内镜的广角对向置入克氏针的那一侧，这样会有足够的视野来监视克氏针置入的角度和深度（图 6-10-15）。如果 30° 内镜的广角偏离克氏针置入的那一侧，将很难在内镜视野下找到克氏针，这样会非常危险（图 6-10-16）。

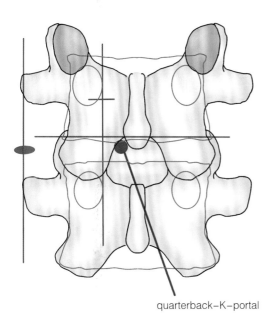

图 6-10-13　quarterback-K-portal 的定位

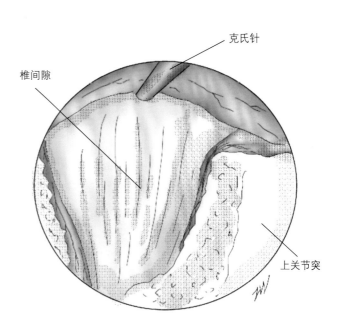

图 6-10-14　克氏针将神经结构向中线牵拉保护

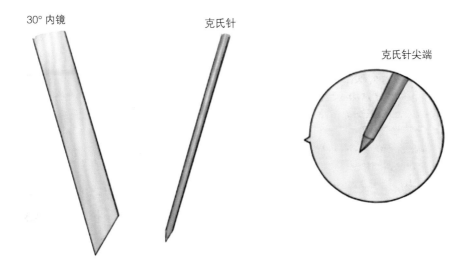

图 6-10-15　30° 内镜广角转向克氏针以获得最佳视野

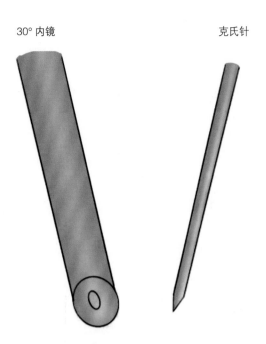

30° 内镜   克氏针

图 6-10-16　内镜广角偏离，无法捕捉到克氏针

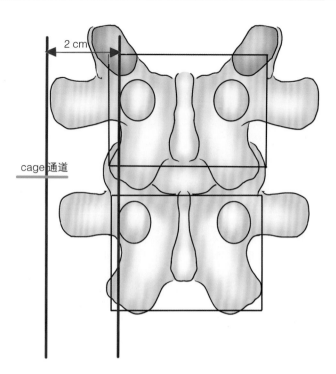

图 6-10-17　Quarterback-cage-portal 的定位方法

四、Quarterback–cage–portal

1. 适应证及用途

ExTLIF 普通入路减压后较水平地置入类 OLIF 的大 cage。

2. 麻醉与体位

麻醉采用全身麻醉。患者俯卧位，确保椎间隙与地面垂直。正位透视确保棘突居中。

3. 操作方法

切口选择椎间隙水平线与上下椎体横突尖部连线的交点，也可以是椎弓根外缘线旁开 2 cm 的纵线与椎间隙的交点（图 6-10-17）。这个切口要比传统 ULIF 的切口更偏外，这样容易将大的融合器更加水平地置入到椎间隙。因为腰骶角度的存在，L_5-S_1 水平的定位应该更偏向于近端。在刚开始还无法掌握切口方向的时候，可经过定位点插入一枚 1.5 mm 的克氏针（图 6-10-18），在内镜监视下置入椎间隙，沿克氏针方向制作足够大小的切口，然后置入逐级扩张导管扩张软组织（图 6-10-19）。当然，也可在近端椎弓根投影圈的下方画一水平线，该线与横突线的交点做切口，置入 1 枚克氏针用于遮挡保护同侧的出口根，也可以经过近端的内镜或操作通道置入 1 枚克氏针进行保护（图 6-10-20），因为大融合

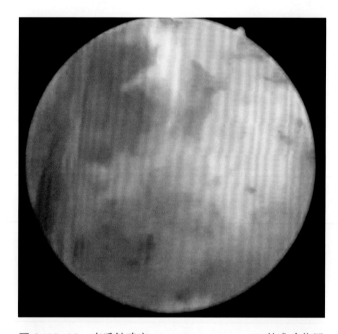

图 6-10-18　克氏针确定 quarterback-cage-portal 的准确位置

器的置入最担心损伤到出口根。经 quarterback-cage-portal 可置入髓核钳进一步处理对侧的椎间隙（图 6-10-21），然后置入试模及融合器（图 6-10-22、图 6-10-23）。最后经过操作通道置入调横器械将融合器调横（图 6-10-24、图 6-10-25）。

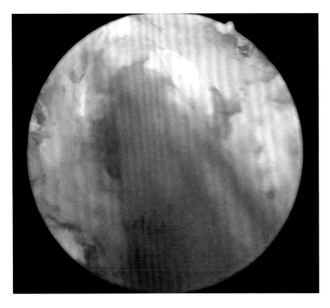

图 6-10-19　经 quarterback-cage-portal 置入逐级扩张导管进行扩张

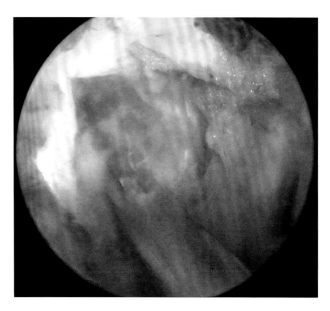

图 6-10-21　经 quarterback-cage-portal 置入髓核钳处理椎间隙

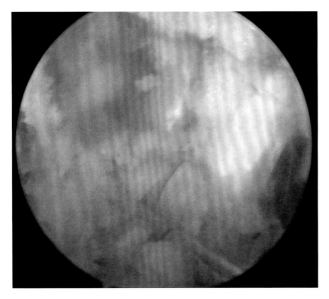

图 6-10-20　经操作口置入一枚克氏针遮挡保护出口根

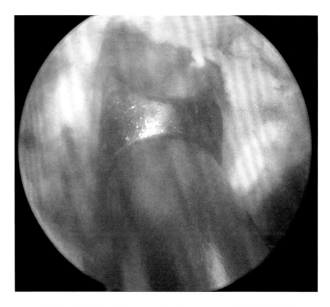

图 6-10-22　经 quarterback-cage-portal 置入试模

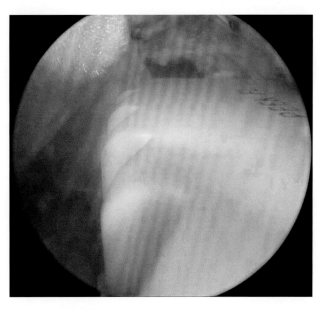

图 6-10-23 经 quarterback-cage-portal 置入融合器

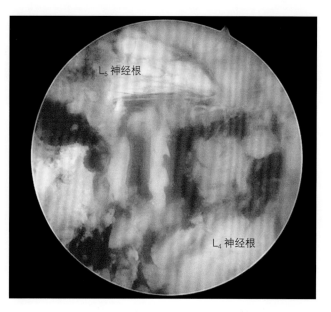

图 6-10-25 融合器调横后

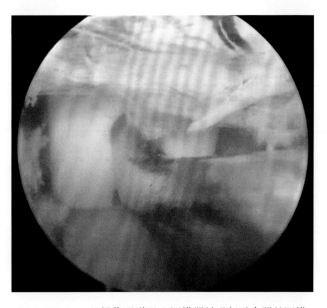

图 6-10-24 经操作通道置入调横器械进行融合器的调横

五、UBE腰椎第三通道的操作技巧及注意事项

1. UBE 第三通道一定在内镜监视下建立，这类似于肩关节镜手术。尤其是在置入锐利的克氏针时，一定要掌握方向，并通过内镜逐渐深入。

2. 最好选择带刻度的克氏针，这样可避免置入太深损伤到前方的重要血管。

3. 克氏针置入骨质需要在套管保护下置入，这样可避免缠绕损伤神经结构。

（张　伟　戚维辉）

第十一节　UBE 辅助下腰椎椎体间融合术

脊柱微创技术无论是通道技术还是内镜技术均具有创伤小、后方稳定结构破坏小、患者可早期恢复的优点。腰椎镜下融合技术目前被用来治疗腰椎退行性病变及不稳定病例。常用的是经 Kambin 三角入路的单通道椎间孔镜镜下融合技术和双通道脊柱内镜镜下融合技术。经 Kambin 三角入路的镜下融合技术可能创伤更小，但是出口根损伤风险较高，且对侧减压比较困难。所以，无论是单孔镜还是双通道技术在镜下融合减压方面，尤其是对侧减压，多采用后外侧入路。采用传统后外侧入路的 UBE 镜下融合技术则可以采用传统开放手术器械做到椎板切除、椎板下对侧潜行减压及椎间孔区域的减压等。并且 UBE 内镜可以置入椎间隙内观察软骨终板和骨性终板的情况。虽然手术时长和陡峭的学习曲线相比开放通道辅助下 MIS TLIF（minimally invasive transforaminal lumbar interbody fusion，微创经椎间孔腰椎椎体间融合术）稍显不足，但 UBE 技术在椎间隙处理和对侧减压方面还是具备一定优势。UBE 镜下融合实际上是内镜监视下的改良后路腰椎椎体间融合（posterior lumbar interbody fusion，PLIF）或经椎间孔腰椎椎体间融合（transforaminal lumbar interbody fusion，TLIF）手术。整个操作过程与开放手术一样，不同的是水介质、放大视野下操作。Heo 等最先尝试采用 UBE 技术行镜下融合手术，疗效显著，优势明显。相对于其他微创镜下融合手术而言，UBE 辅助下腰椎椎体间融合术（UBE lumbar interbody fusion，ULIF）真正做到了全程可视化的操作，并且对后方的肌肉稳定结构破坏最小，椎间隙处理彻底。

一、手术适应证

与开放手术及 MIS TLIF 手术的适应证一致。

二、手术方法

（一）麻醉与体位

采用全身麻醉，深度肌松和控制性降压。肌肉的松弛有利于多裂肌三角空间的建立。选择合适的俯卧位垫子确保腹部悬空。可透视的手术床方便术中精确置入 cage 及经皮椎弓根螺钉置入。

（二）切口的定位

首先透视侧位，尽量确保椎间隙与地面垂直。L_5-S_1 节段确保 L_5 椎体与地面垂直，这样透视正位时就不需要调整 C 臂的倾斜角度。通过侧位，我们使用两个 5 ml 针管针头来确定责任间隙上下椎弓根的体表定位点（图 6-11-1）。腰椎左侧病例远端的进针点尽量贴近椎弓根的上部，这样更贴近于椎间隙。右侧病例近端进针点可贴近椎弓根中线或稍偏下的位置。这取决于左侧病例我们习惯远端置入 cage，右侧病例习惯头端置入 cage。但 L_5-S_1 例外，无论左侧还是右侧，都建议从头端置入 cage。正位像进一步确定侧位上定位点所在的两个水平线，正位透视确定棘突中线、椎弓根投影的内外缘连线。切口

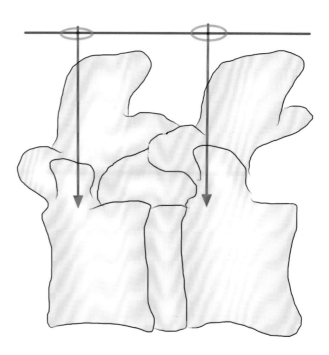

图 6-11-1　2 个 5 ml 针管针头确定侧位上的经皮椎弓根螺钉的轨迹

从内外缘连线中点在椎弓根水平线向外做切口（图6-11-2）。ULIF手术根据病变的不同其dock点也不同，如传统的退行性滑脱，dock（着陆）点位于传统的棘突与椎板交界位置（图6-11-3）；对于真性滑脱病例，dock点则位于关节突关节位置，也就是经关节突（transfacet）入路（图6-11-4）。

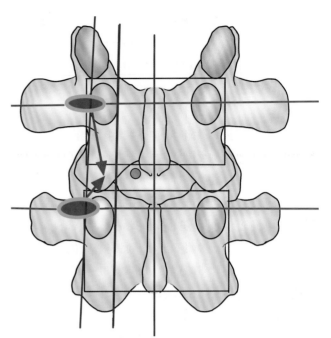

图6-11-4　经关节突入路减压出口根，dock点位于关节突关节位置

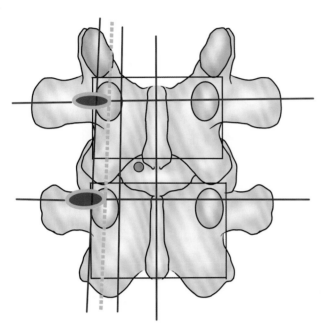

图6-11-2　正位透视示意图，红线是通过侧位定位的椎弓根螺钉置入的水平线。蓝线为棘突中线、椎弓根投影的内外缘线。笔者喜欢从椎弓根"鹰眼"中份作为切口的起始点向外做切口

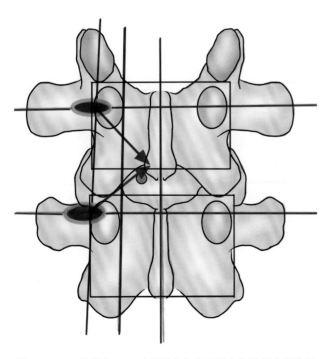

图6-11-3　传统的dock（着陆）点位于棘突与椎板交界位置

（三）手术器械

镜下融合通常选用30° UBE内镜系统，30°广角内镜在观察椎间隙的上下终板表面时具有优势。等离子系统用于软组织显露和止血。UBE专门器械包括UBE半套管和UBE拉钩用于保持顺畅的出水和器械的进出。开放手术的椎板咬骨钳、髓核钳、刮匙、铰刀等可大大提高神经减压和椎间隙处理的速度。

（四）减压与融合器的置入

以 L_4-L_5 左侧入路为例：先建立操作通道，切开皮肤、筋膜、一级导杆置入 L_4 棘突与椎板交界部位。随后沿一级导杆置入逐级扩张导管，同法建立内镜观察通道。镜鞘注水在多裂肌三角区域扩大工作空间，助手扶持UBE拉钩牵拉位于外侧的多裂肌可进一步扩大工作空间，且保持出水通畅。等离子刀头清理椎板间隙表面的软组织，显露 L_4 棘突基底部、L_4 椎板下缘、L_4 下关节突及 L_5 椎板上缘。磨钻从棘突基底部开始将椎板及棘突基底部骨质打薄。采用枪钳进一步咬除 L_4 棘突基底部及椎板下缘直至显露黄韧带近端止点和同侧与对侧黄韧带的分界线

"V 领"（图 6-11-5）。咬除的骨质保留用于后续的椎间植骨。骨凿从 L$_4$ 下关节突远端开始，分块凿除 L$_4$ 下关节突直至显露出位于下方的 L$_5$ 上关节突的尖部（图 6-11-6、图 6-11-7）。如果用电动摆锯先锯一下下关节突，然后用骨凿凿除，这样出血会更少，并且截面更整齐（6-11-8、图 6-11-9）。进一步用枪钳或磨钻处理同侧峡部骨质直至椎间孔区域黄韧带近端止点。从"corner"部位（L$_5$ 椎板上缘与 L$_5$ 上关节突内缘拐角的部位）开始用反向椎板咬骨钳处理骨质，显露位于下方的同侧的 L$_5$ 神经根直至同侧 L$_5$ 椎弓根内壁。向近段咬除 L$_5$ 上关节突内缘及关节突的尖部（图 6-11-10），切除同侧的黄韧带，显露同侧硬膜、神经根、椎间盘。采用小等离子刀头处理神经根周围及椎间盘表面的血管，磨钻进一步修整 L$_5$ 上关节突残端，方便后续 cage 的置入。

采用 UBE 拉钩将神经根牵拉过中线。经 quarterback-K-portal 将一枚 1.5 mm 克氏针紧贴拉钩置入到间盘或椎体的中线位置来阻挡被牵拉开的硬膜和神经根（图 6-11-11、图 6-11-12）。小等离子刀头确定椎间隙的上下界限（图 6-11-13）。采用普通长柄小圆刀片在纤维环上开窗，插入绞刀处理椎间隙（图 6-11-14）。髓核钳摘除间盘组织。等离子刀头、软骨终板剥离器、刮匙、刮刀处理椎间隙（图 6-11-15）。放入试模确认 cage 的大小及椎间隙的方

向（图 6-11-16）。椎间置入载有碎骨粒的透明管，并用推杆将碎骨粒植入椎间隙（图 6-11-17）。采用试模打压。使用皮肤扩张器扩张皮肤切口（图 6-11-18）。置入特殊的 UBE 镜下融合拉钩（图 6-11-19）。在拉钩导引下置入合适尺寸的 cage（图 6-11-20）。采用 cage 横置工具将 cage 调横（图 6-11-21）。透视

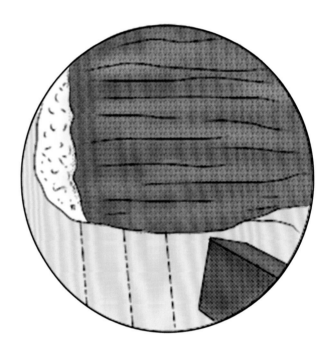

图 6-11-6　采用骨凿逐级显露

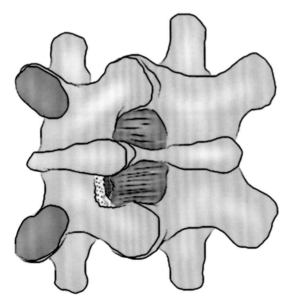

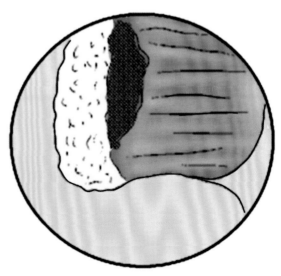

图 6-11-5　显露黄韧带近端止点

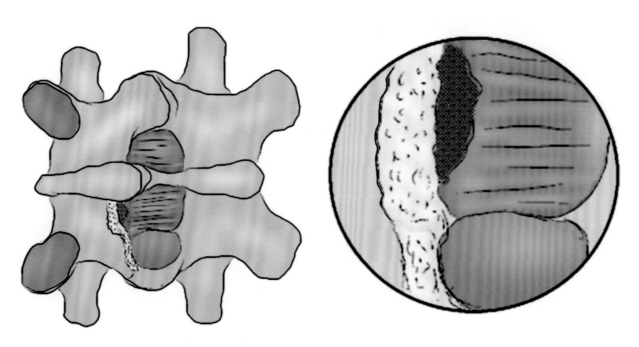

图 6-11-7　显露下位椎体上关节突

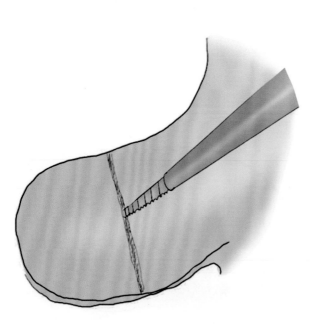

图 6-11-8　电动摆锯处理

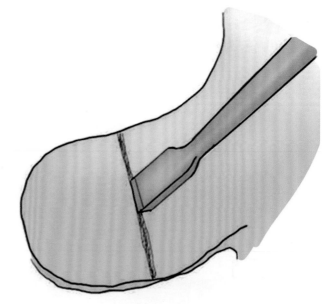

图 6-11-9　骨凿处理

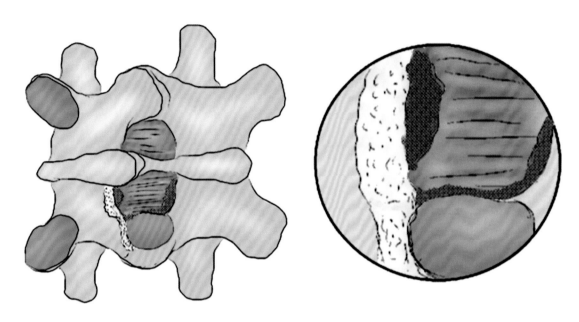

图 6-11-10　处理 L$_5$ 关节突内缘及关节突的尖部

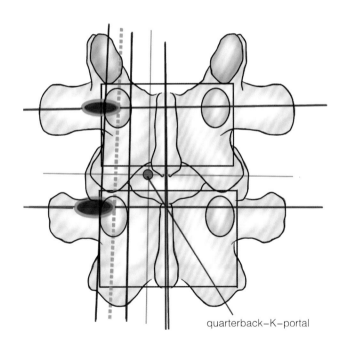

quarterback-K-portal

图 6-11-11　置入克氏针的体表位置

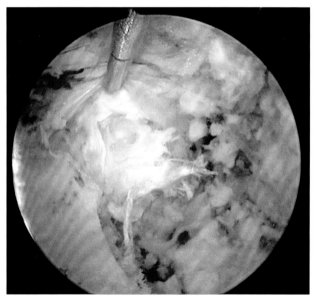

图 6-11-12　克氏针充当拉钩的作用将硬膜和神经根阻挡至中线位置

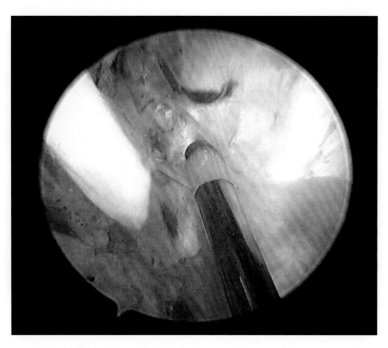

图 6-11-13　采用 306 刀头试探椎间盘的上下界限，软的为纤维环，硬的为椎体

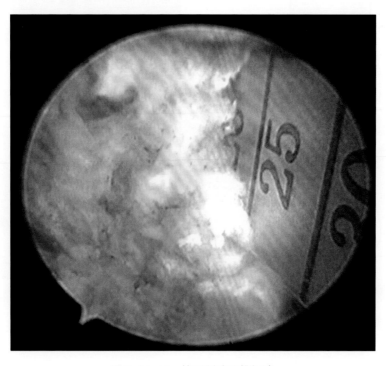

图 6-11-14　铰刀预处理椎间隙

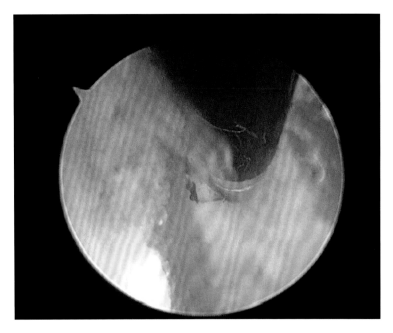

图 6-11-15　处理椎间隙

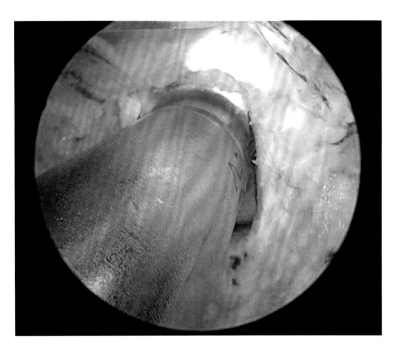

图 6-11-16　试模测试

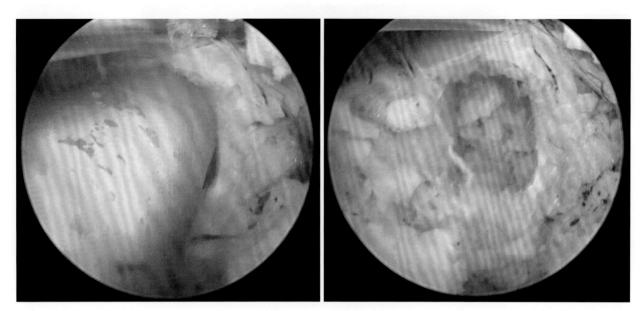

图 6-11-17　椎间植骨融合

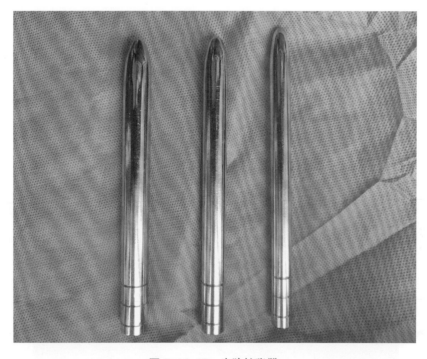

图 6-11-18　皮肤扩张器

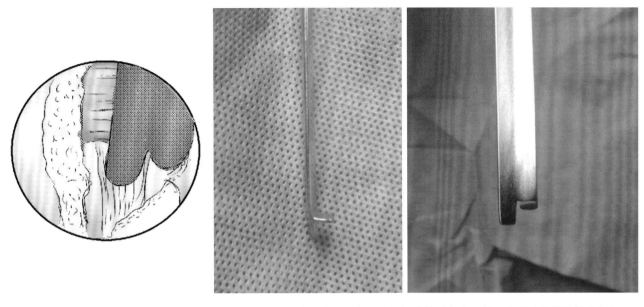

图 6-11-19　Dr.son 设计的一种特殊的 UBE 拉钩，前端两齿，一个置入椎间隙指示方向，另一个向后弯曲保护走行根

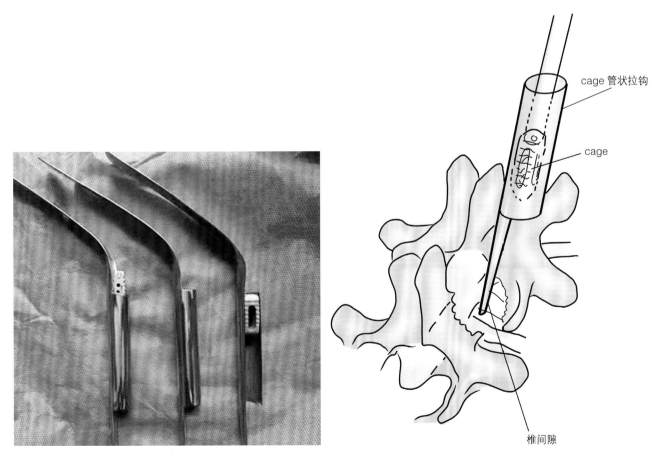

cage 管状拉钩

cage

椎间隙

图 6-11-20　管状 UBE 融合拉钩可方便 cage 顺畅置入

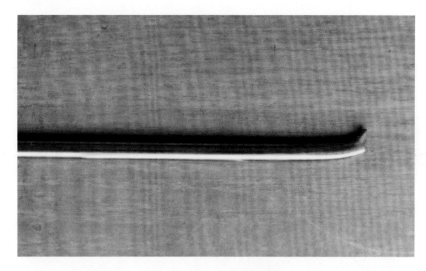

图 6-11-21　cage 横置器械

确定 cage 位置和深度。排水管反复冲洗术野。如对侧存在症状，可行对侧减压，对侧关节突关节的切除松解有利于滑脱较重病例的复位。如果存在椎间孔区域的狭窄或椎间孔区域及孔外的间盘突出，可将上关节突尖部切除扩大，显露出出口根。减压彻底后，紧贴切口内缘放入引流管一根（图 6-11-22），缝合固定。

（五）经皮椎弓根螺钉置入

减压侧的两个切口可用来置入椎弓根螺钉。先减压后置钉可能存在损伤神经结构的风险，所以在置钉过程中不应该偏离椎弓根的水平。横行的切口虽然对于减压和置入 cage 方便，但是在经皮穿棒方面不如纵行切口。置钉要尽量偏外，外展角度大，这样可以避免对关节突的损害。

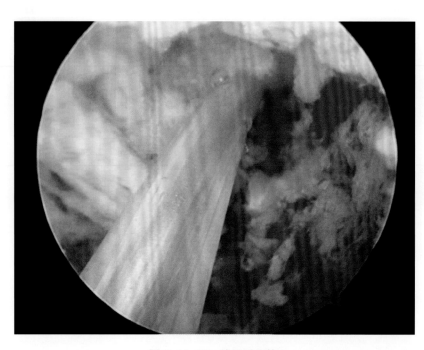

图 6-11-22　放置引流管

三、操作技巧与注意事项

（一）如何确定椎间隙

镜下可以使用小圆刀片或小的射频刀头来探及椎间隙的上缘和下缘。另外，确定下位椎体椎弓根上壁也可确定椎间隙的下缘，因为两者间距 2~3 mm（图 6-11-23、图 6-11-24）。沿椎间隙的上下界限在纤维环上做一个长方形的开窗。

（二）如何确保 cage 置入位于中线

上关节突的内外缘界限提示的解剖界限是同侧椎弓根投影的内外缘，也就是椎间孔的区域，在此区域置入 cage 肯定是偏外的。所以要尽量向中线牵拉硬膜和神经根然后紧贴拉钩置入 cage，一般是位于中线位置。Quarterback-K-portal 置入的克氏针可确定中线的位置所在（图 6-11-25）。

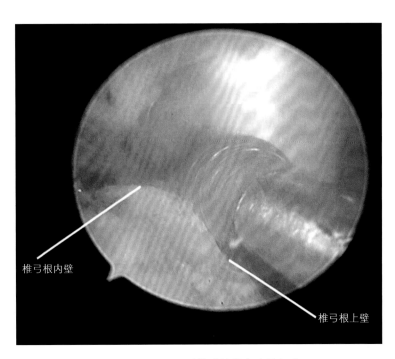

椎弓根内壁

椎弓根上壁

图 6-11-23　显露椎弓根的内壁及上壁

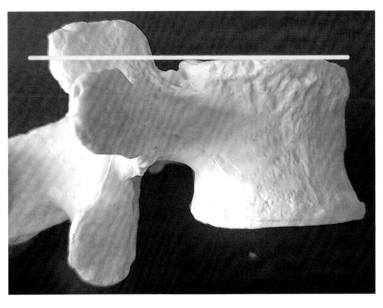

图 6-11-24　椎弓根上壁上方 2~3 mm 可能就是椎间隙的下缘

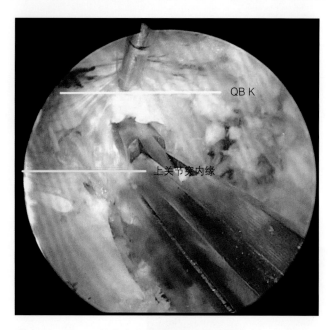

图 6-11-25 上关节突内缘及 Quarterback-K-portal（QB K）置入的克氏针都可以作为确定中线的标志

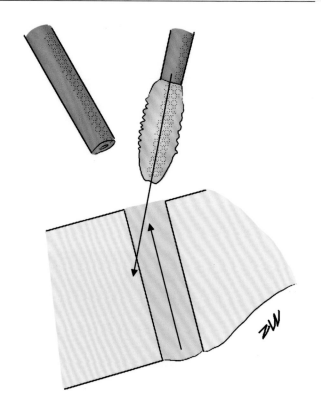

图 6-11-26 因头倾角度问题，经过位于远端的操作口置入 cage 是很困难的

UBE 下腰椎椎间融合术

（三）Cage 置入技巧

对于腰椎左侧的病例，通常经远端操作口置入 cage，上关节突的残留部分往往是阻挡 cage 顺利置入的障碍。在神经根拉钩保护下采用磨钻修整残留的上关节突有利于 cage 的置入。右侧病例一般选择经头端通道置入 cage，尤其是 L_5-S_1 椎间融合病例，峡部骨质可能是 cage 置入的主要遮挡物。峡部骨质磨除直至上关节突尖部露出，椎间孔区域的黄韧带上缘显露即可。Cage 置入的方向可参考绞刀方向、试模方向和拉钩的方向，除了沿椎间隙方向置入以外，还要控制旋转，所以安置 cage 的手柄可作为控制旋转的体外参考。镜下控制旋转，可事先通过等离子刀头的方向来调整镜子的正确方位，然后调整 cage 的方向。L_5-S_1 左侧病例 cage 置入相对困难。因为 L_5-S_1 头倾角度的问题，右侧相对而言好做，左侧病例如果左手持镜右手操作，经过位于远端的操作通道放置 cage 是很困难的（图 6-11-26）。所以最佳的方式是左手操作右手持镜，这样 cage 置入的角度是合适的（图 6-11-27）。但是 cage 置入过程中位于近端的出口根是个盲区（图 6-11-28）。我们对于 L_5-S_1 左侧病例会常规选择双根拉钩来确保 cage 置入过程中的安全性（图 6-11-29）。

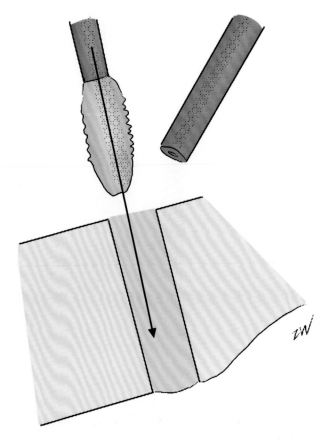

图 6-11-27 从头端置入融合器角度是合适的

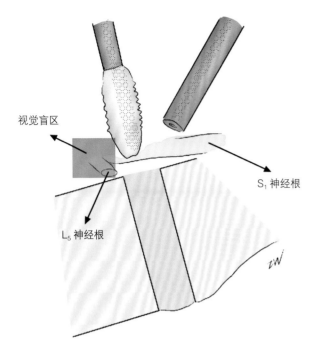

图 6-11-28　头端的出口根在置入 cage 时是个盲区

（四）Cage 横置技巧

Cage 的横置有很多优势。前横置经过后方的钉棒加压可恢复腰椎前凸角度（图 6-11-30）。横置的长 cage 不容易退出并且可以达到"pedicle to pedicle"（椎弓根到椎弓根），也不容易出现融合器下沉（图 6-11-31）。Cage 横置需要特殊的器械，需要在 cage 不完全置入椎间隙前进行调整，并且对侧的间盘需要摘除彻底，这样有利于 cage 的旋转。

（五）双 cage 置入技巧

双 cage 的置入有两种形式。一种是两个 cage 纵向平行置入，另一种是两个 cage 横置平行排列。后者可搭配不同高度的 cage 实现腰椎的前凸。目前经过 Zhang's portal 也可经对侧置入第 2 个 cage。

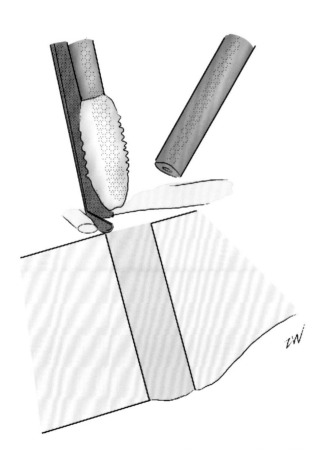

图 6-11-29　双根拉钩可以在头端置入 cage 时同时保护出口根和走行根

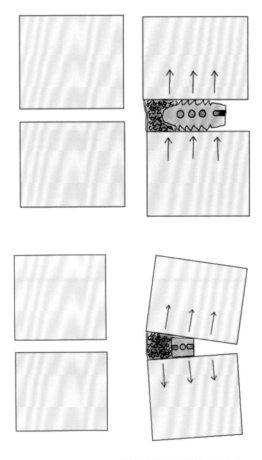

图 6-11-30　Cage 前横置恢复腰椎前凸角度

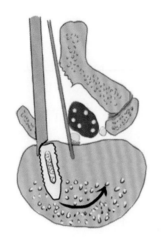
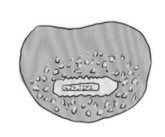
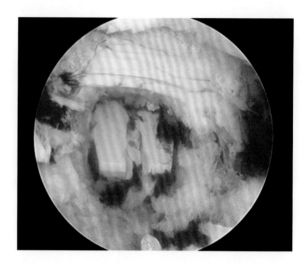

图 6-11-31　cage 横置

（六）二度滑脱伴椎间隙塌陷镜下融合技巧

椎间隙的充分松解和后方关节突关节的去除是复位的根本。二度滑脱合并椎间隙塌陷的病例，要注意出口根的损伤。对于此类病例，我们更倾向于向中央操作，采用最小的绞刀来处理狭窄的椎间隙（图 6-11-32、图 6-11-33）。钉棒的落差置钉有利于复位（图 6-11-34）。对于骨质疏松患者，为了避免螺钉松动，可采用骨水泥椎弓根螺钉或原位融合。图 6-11-35 为一例二度滑脱 ULIF 病例。

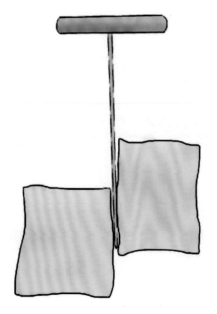
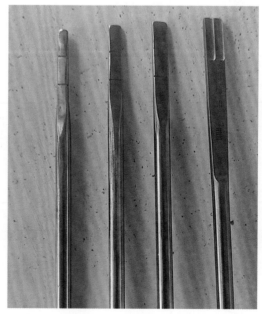

图 6-11-32　7 mm 以下的铰刀

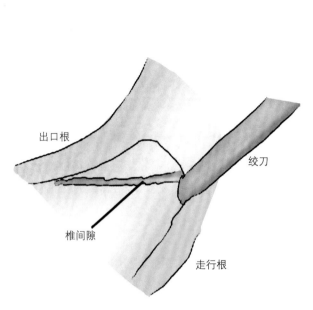

图 6-11-33　牵拉走行根偏中线置入融合器更安全

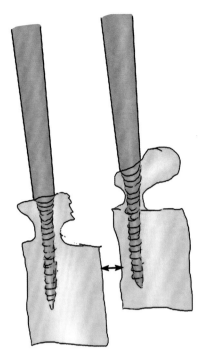

图 6-11-34　落差置钉提拉复位

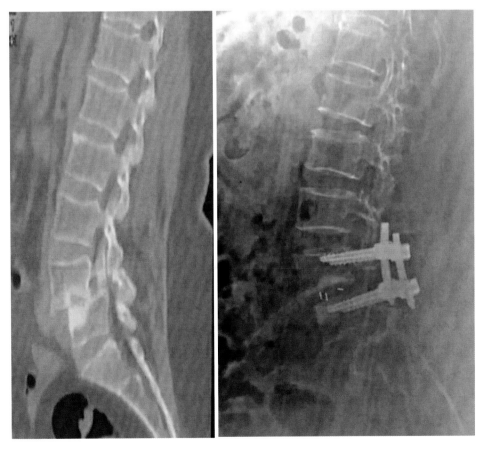

图 6-11-35　二度滑脱 ULIF 病例

（七）关节突及峡部去除的范围

关节突及峡部足够安全的减压可在不破坏椎弓根的情况下无遮挡地置入 cage。对于左侧入路，笔者习惯于从远端通道置入 cage，椎弓根内壁及上壁的显露，可减少上关节突对 cage 的遮挡。内壁的显露可以从 corner 开始，向外减压，直至无法置入枪钳。椎弓根上壁一般位于下位椎体上终板下方 1~2 mm。右侧入路，一般选择从通道近端置入 cage。因峡部容易遮挡 cage 的置入，峡部显露至上关节突尖部稍偏上方一点即可，也可参考上位椎体下终板水平。无论如何去除，都不要损伤到椎弓根的上壁和下壁。

（八）出口根显露与保护

对于上位腰椎走行根与出口根夹角小的病例及椎间隙塌陷、出口根下移的病例，镜下融合在置入 cage 过程中容易损伤到出口根，这时需要偏中线置入 cage 及采用特殊拉钩来辅助 cage 置入。

四、并发症的处理与预防

镜下融合常见的并发症包括神经根损伤、硬膜损伤及 L_5 神经根麻痹。前两者往往与视野不清、椎管内狭窄粘连较重有关。预防还是尽量避免涡流现象发生，仔细止血，良好麻醉获取清晰术野。对于黄韧带肥厚，椎管内粘连较重的病例，应尽量将整块黄韧带游离切除。对于 5 mm 之内的硬膜损伤可覆盖生物胶、明胶海绵等，放置引流，观察引流量，对症处理。对于超过 5 mm 的硬膜损伤，需要镜下缝合或小的夹片关闭硬膜。L_5 神经根麻痹通常与神经根的长时间过度牵拉有关。神经根拉钩牵拉之前，应该对神经根进行充分松解，尤其是神经根周围的束带，这样可以增加神经根的活动度。

五、小结

双通道镜下融合是内镜监视下的融合手术，放大及水介质的术野将融合手术精细化。椎间隙的软骨终板的直视处理及 cage 全程直视下的置入大大提高了融合率和安全性。开放手术器械在内镜下的应用大大提高了镜下融合手术的效率。目前该技术还是存在一定的学习曲线，应在熟练掌握单通道或双通道单纯间盘摘除或椎管狭窄技术基础上再逐渐开展此项技术。

（张　伟　王　栋）

第十二节　UBE 辅助下经椎间孔腰椎椎体间融合术

一、概述

传统的 PLIF 及 TLIF 腰椎术后患者 FBSS 的发生率为 10%~40%，其中腰椎融合器（cage）失效是一个主要因素，这包括 cage 退出及下沉。Cage 下沉会导致进行性的椎间隙高度的丢失及腰椎前柱支撑不良，这会引起严重的腰部及下肢症状。Cage 出现下沉与融合器的种类、尺寸、植入位置、骨质疏松以及软骨终板处理等多种因素相关。此外，传统后路手术采用的 cage 尺寸较小，椎间隙撑开高度越高，cage 居中放置与薄弱的软骨终板的界面间存在较大应力，容易引起 cage 下沉。因此，目前大多数学者都主张选择大尺寸的 cage 水平放置，达到 "pedicle to pedicle"（椎弓根到椎弓根）放置能够减少融合器的下沉（图 6-12-1）。侧方入路置入大的

OLIF cage 是解决下沉问题的一种非常有效的方法，但是这个技术通过侧前方入路也存在一定的缺点，如血管、输尿管及内脏损伤的风险、术后出现交感神经感觉异常、L_5-S_1 节段对于初学者来说是困难节段、不能做到后方神经的直接减压、植骨时不能用到自体骨等。

随着脊柱内镜技术的逐渐成熟，经椎间孔椎体间融合技术（transforaminal lumbar interbody fusion）又被脊柱微创外科医师重新认识及采用来处理腰椎退行性疾病。韩国学者 Jin Hwa Eum 等设计了一种介于传统 TLIF 和外侧入路之间的融合技术。通过关节突关节的广泛切除来获得一个 Kambin 三角空间的扩大空间，通过这个空间置入一个 OLIF 或类 OLIF 大尺寸的融合器，并将其横置于椎体的前方，从而提高了 cage 的接触面。但是单通道下可视范围

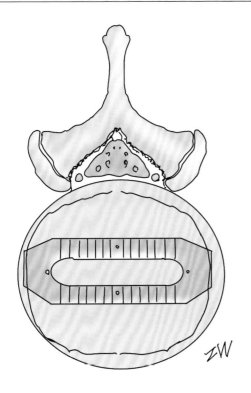

图 6-12-1　大尺寸 cage 横置于两侧椎弓根之间，两侧椎弓根下方是骨质最好的区域

及操作空间的局限性，限制了常规器械的运用，导致手术时间相对较长，神经损伤风险较高。因此，有学者尝试在双通道内镜技术下，进行腰椎后方直接减压的同时完成 OLIF cage 的置入。他们将该技术命名为 Ex-TLIF（Extreme Transforaminal Lumbar Interbody Fusion，极外侧经椎间孔腰椎融合术）。笔者在国内率先开展了此项技术，本节详细介绍该技术的相关内容。

二、Ex-TLIF的理论基础

　　Kambin 三角底边及高度的数据见图 6-12-2。将关节突关节切除后可以获得一个底边长度延伸的 Kambin 三角，Eum 将这个底边长度命名为 LEK（length of extended Kambin）（图 6-12-3）。在 LEK 的基础上还可以加上 UBE 拉钩将硬膜及神经根向中线牵拉的距离。所以 LEK 的计算公式应该为 LEK=Kambin 三角底边长度（base of KT）+ 关节突关节（@，Facet Joint）+ 神经根向中线牵拉的距离

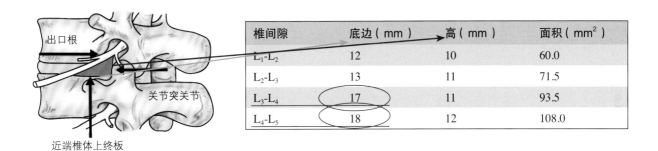

椎间隙	底边（mm）	高（mm）	面积（mm²）
L_1-L_2	12	10	60.0
L_2-L_3	13	11	71.5
L_3-L_4	17	11	93.5
L_4-L_5	18	12	108.0

图 6-12-2　Kambin 三角区域参数

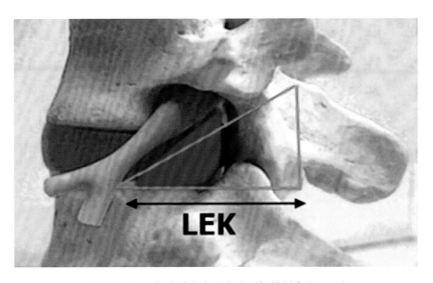

图 6-12-3　切除关节突后底边延长的距离（LEK）

（#，distance the nerve root is retracted）（图 6-12-4）。结合图 6-12-2 的数据，以 L_4-L_5 节段为例，套入公式得到 L_4-L_5 LEK=18 mm+@+#。也就是说在切除关节突关节并拉钩牵拉神经结构的基础上，是可以置入一个宽度 22 mm 的 OLIF 融合器的。剩下的事情就是如何将倾斜置入的 OLIF 融合器横置过来。倾斜置入融合器是最容易横置过来的（图 6-12-5），这是关键，当然一些调横的器械也非常重要。

三、Ex-TLIF的适应证

该技术的设计初衷还是为了一个更好的椎间融合效果及腰椎曲度的恢复。在疾病的选择方面，Ex-TLIF 的适应证与传统的 TLIF 手术一致。包括腰椎退行性滑脱、峡部裂滑脱、腰椎重度椎管狭窄及椎间孔狭窄。

四、Ex-TLIF的禁忌证

由于需要经过出口根与走行根之间置入一个 OLIF 大尺寸 cage，所以上腰椎不适合采用该技术，如 L_1-L_2 和 L_2-L_3 节段。LEK 测量的长度小于 15 mm，建议采用普通宽度的 TLIF 融合器。

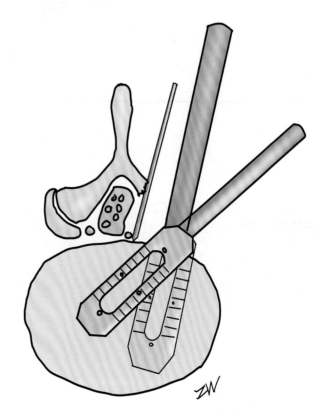

图 6-12-5 倾斜角度置入融合器容易调横

五、麻醉与体位

麻醉通常采用全身麻醉，深度肌松合并控制性低压可以获得一个清晰的术野。患者体位为俯卧位，腹部悬空。这与传统的 ULIF 手术是一样的。

六、入路及通道的定位

根据疾病的种类可选择两种 Ex-TLIF 入路：一个是传统的旁正中入路（图 6-12-6），另一个是椎旁入路（图 6-12-7）。

旁正中的两个切口偏内一些，dock 点定位于棘突和椎板交界的部位，这类似于 ULIF 手术的定位。这种定位入路方式适合需要同侧和对侧双重减压的病例。但是偏内的切口的角度不适合置入一个大尺寸的 cage 并横置过来。所以旁正中入路需要在外侧再附加一个第三切口，这个切口的位置是椎间隙的水平线与椎弓根外缘旁开 2 cm 的纵线的交点处（图 6-12-8、图 6-12-9）（quarterback-cage-portal 切口）。

椎旁入路的定位类似于极外侧入路，切口位于椎弓根外缘旁开 2 cm 与椎弓根水平线的交点。这种入路适用于单侧症状病例。

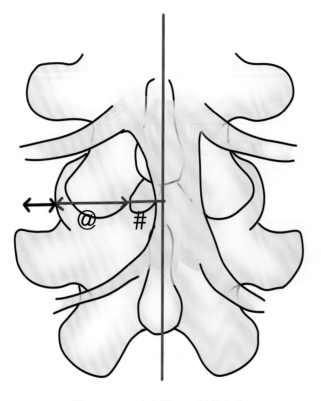

图 6-12-4 改良的 LEK 计算公式

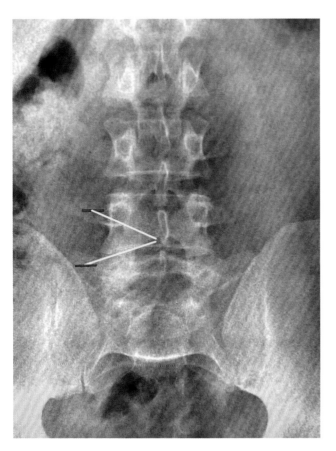

图 6-12-6　旁正中入路

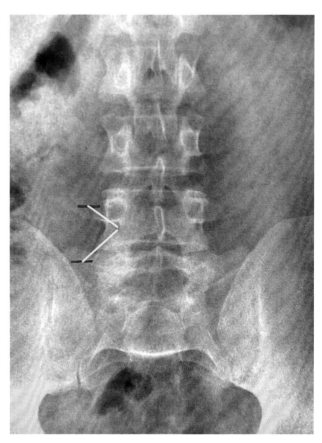

图 6-12-7　椎旁入路

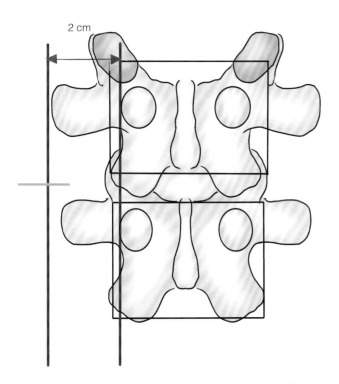

图 6-12-8　旁正中切口入路 cage 置入切口的定位

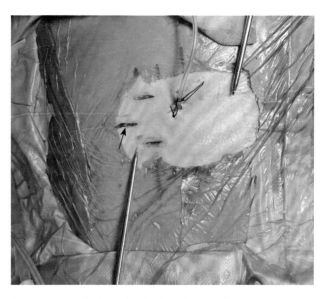

图 6-12-9　术中内镜通道、操作通道、quarterback-K-portal（已用于放置引流管）及 quarterback-cage-portal（黑箭号）

七、Ex–TLIF技术要点

Ex-TLIF 的技术要点包括关节突关节的完整切除、椎间隙的处理、大融合器的置入和前横置。

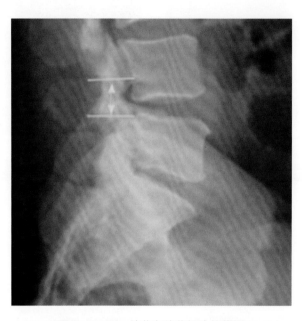

（一）关节突的完整切除

这是非常重要的步骤，包括上位椎弓根下壁至下位椎弓根上壁之间的关节突关节均应切除（图6-12-10）。这主要是因为需要置入一个大尺寸的融合器，所以需要一个足够的空间置入，残留部分不能阻挡cage置入。大融合器的试模可以进行评估（图6-12-11）。

（二）椎间隙的处理

在椎间隙内置入一个大尺寸的融合器并旋转前横置，需要对椎间隙的间盘进行一个广泛的切除。首先从纤维环的开窗开始，要有足够长度的纤维环开窗才能置入较大的融合器（图6-12-12）。椎间隙是中间高两边低的空间（图6-12-13），所以为了旋转横置，同侧外侧边缘区域及对侧区域的间盘组织

UBE 下腰椎椎间隙的处理

图 6–12–10　关节突关节切除的范围

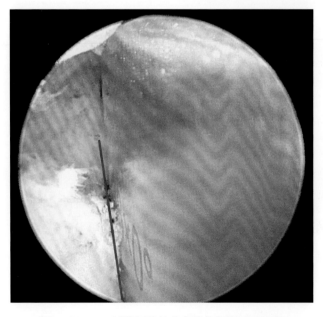

图 6–12–11　试模评估关节突关节切除后的空间

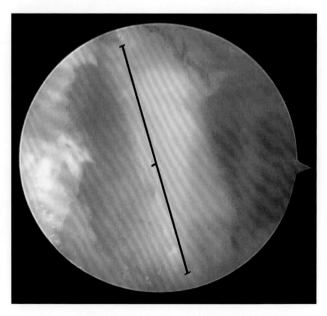

图 6–12–12　2 cm 的纤维环开窗

均应该广泛切除（图 6-12-14 ）。对侧的间盘处理可以将 30° 镜旋转来获取对侧间隙的最大视野，然后用带角度的髓核钳处理对侧的间隙（图 6-12-15 ）。

笔者设计了挂挡实验来评测椎间隙的处理情况，即试模是否可轻松地在椎间隙内旋转。

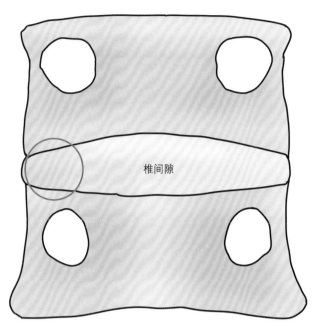

图 6-12-13　外侧区域的椎间隙是窄的

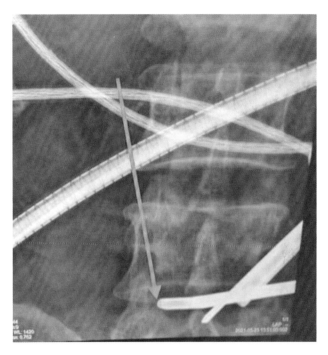

图 6-12-15　可以看到髓核钳的尖端到达对侧的位置

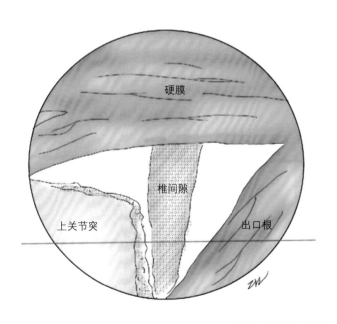

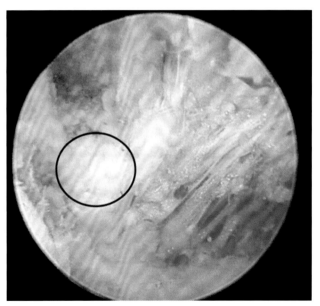

图 6-12-14　外侧区域的间盘需要广泛切除，避免融合器旋转时阻挡

（三）大融合器的置入与前横置

UBE下大融合器保护挡板的放置

大融合器的置入与前横置主要有三个问题：①神经根保护问题。②植骨仓骨块避免脱出问题。③旋转横置时机问题。神经根的保护，尤其是出口根的保护是十分关键的，通常可以采用克氏针将出口根遮挡开（图6-12-16），也可以使用双根拉钩（图6-12-17、图6-12-18）。也有人采用保护挡片，除了可辅助cage置入外还可以将出口根遮挡保护起来。

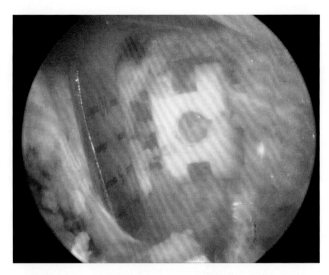

图6-12-18　双根拉钩可同时保护出口根和走行根

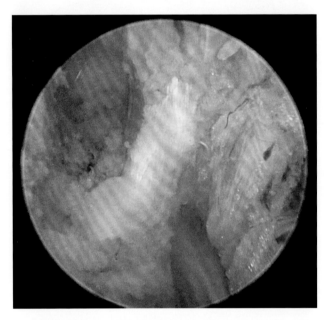

图6-12-16　克氏针可将出口根遮挡保护起来

大融合器植骨仓也大，在置入的过程中，植骨仓内的骨块很容易脱出，可以使用带保护片的置入器辅助置入。

Cage旋转时机问题：当正位像上融合器前端的marker位于棘突中线与对侧椎弓根内缘连线之间时旋转最好（图6-12-19）。Cage如果没过中线的话，还处于一种相对垂直的状态，调横需要旋转的路径

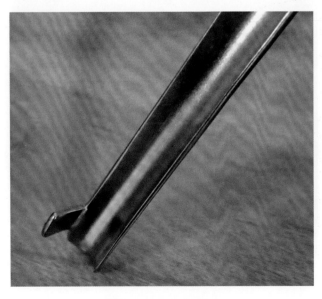

图6-12-17　双根拉钩

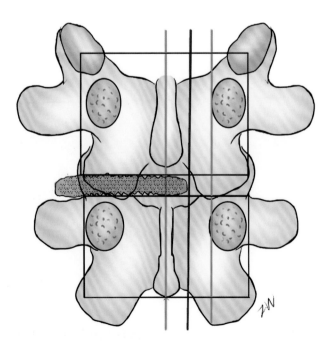

图6-12-19　融合器的前端位于棘突中线与对侧椎弓根内缘连线之间前横置最好

较长，调横困难（图6-12-20）。融合器置入过深的话，可能受对侧边角残留间盘组织的遮挡，很难调横（图6-12-21）。只有介于中线和椎弓根内缘之间为最合适位置（图6-12-22）。

UBE下融合器的横置

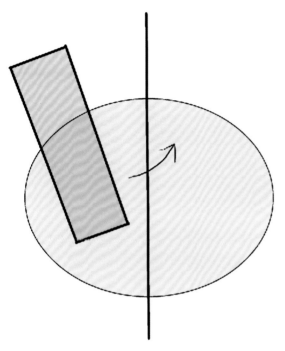

图6-12-20　没过中线的cage相对垂直调横困难，旋转路径长

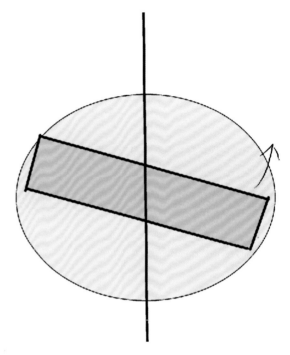

图6-12-21　cage置入太深调横，可能受边角残留间盘的阻挡

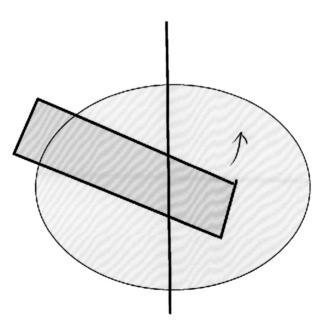

图6-12-22　介于中线和椎弓根内缘之间为最合适位置

八、操作技巧及注意事项

1. 术前 MRI 的 LEK 测量可提示 Ex-TLIF 是否可行（图 6-12-23、图 6-12-24）。

2. 中线及对侧结构的减压，硬膜及走行根的松解牵拉可进一步获得操作空间。

3. 关节突的广泛切除是获取足够空间的关键。

4. 对于外侧间隙过于狭窄的病例，大的融合器在旋转时可能会造成阻挡，可用磨钻扩大开口（图 6-12-25）。

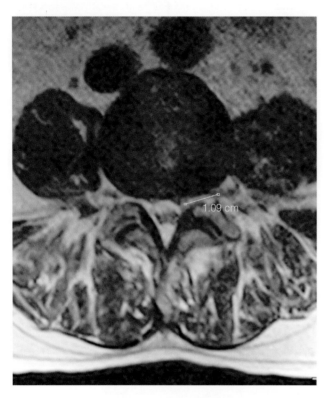

图 6-12-23　上腰椎的走行根与出口根之间的距离为未牵拉开硬膜及神经的 LEK 距离，小于 15 mm，置入大融合器的风险很大，所以上腰椎很难完成 Ex-TLIF 手术

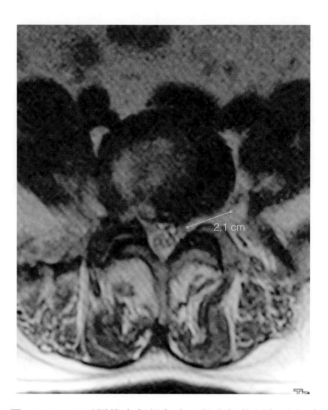

图 6-12-24　下腰椎走行根与出口根之间的距离可达到 20 mm 及以上，这么大的 LEK 很容易开展 Ex-TLIF 技术

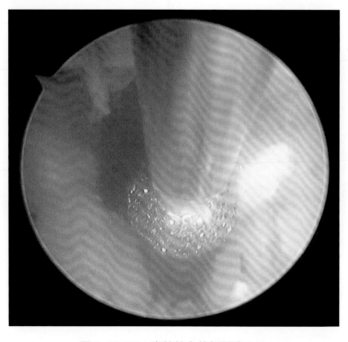

图 6-12-25　磨钻扩大外侧间隙入口

5. 椎间隙间盘的广泛彻底切除是融合器前横置的关键。

6. 融合时机要把握好。

7. 出口根的保护十分关键，可采用克氏针或双根拉钩保护。克氏针保护的方法比较实用，可经 quarterback-K-portal 置入克氏针保护走行根，工作通道置入克氏针保护出口根，然后在两枚克氏针的保护下，经 quarterback-cage-portal 置入大的融合器。

8. 确保融合器完全横置。对于普通的大融合器，可使用 90° 的测量器或使用稍粗的克氏针折弯成 90° 放置到 cage 的表面（图 6-12-26、图 6-12-27），并通过助手观测体外的部位是否与地面垂直来确定（图 6-12-28）。对于专用的 UBE 大的融合器，可使用专用的前方可插入凹陷的测量装置进行评测。并且可使用这个装置继续进行同侧侧方调横（图 6-12-29）。最后达到一个理想的位置（图 6-12-30、图 6-12-31）。

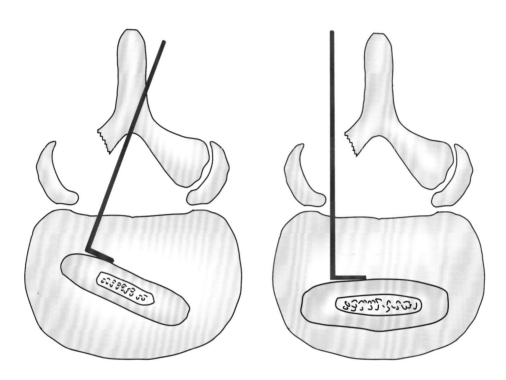

图 6-12-26　折弯克氏针进行推顶

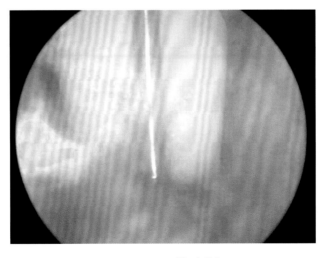

图 6-12-27　镜下观察

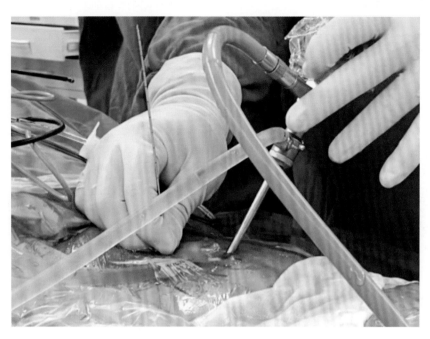

图 6-12-28 体表观察是否垂直

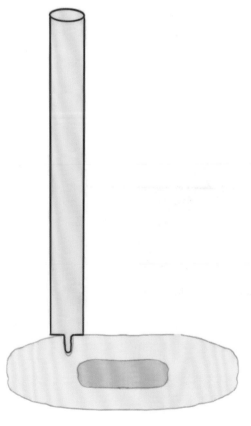

图 6-12-29 进行推顶横置 cage

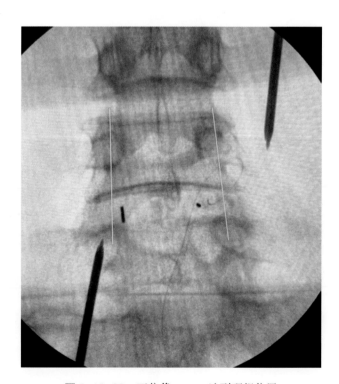

图 6-12-30 正位像，cage 达到理想位置

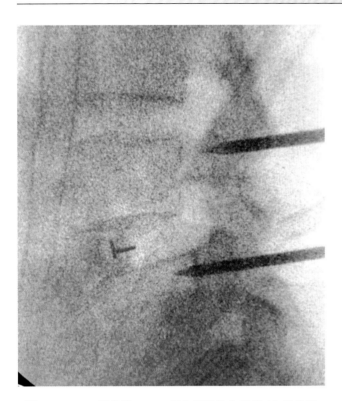

图 6-12-31　侧位像，cage 完全横置并位于前 1/3 的位置

九、小结

国内也陆续开展了 L_3-L_4 到 L_5-S_1 的 Ex-TLIF 技术，当然 L_5-S_1 还是入门级别的节段，可作为初次尝试的节段（图 6-12-32）。Ex-TLIF 技术在直接减压的基础上从后外侧置入一个 OLIF 或类 OLIF 尺寸的大融合器，其骨床面积大、植骨面积大，理论上融合率要高。另外，大融合器可达到"pedicle to pedicle"（椎弓根到椎弓根），假体下沉及退出的概率大大降低。融合器的前横置可进一步恢复腰椎的前凸曲线，但是 Ex-TLIF 毕竟是一种新兴的微创技术，其融合率、假体失效情况仍需要大宗病例长时间的随访来定论。

UBE
paraspinal
Ex-TLIF 翻
修

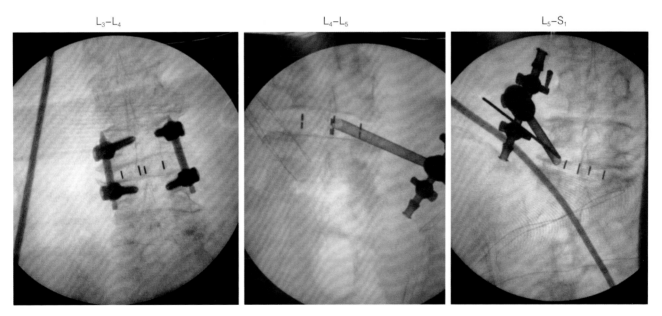

图 6-12-32　L_3-L_4、L_4-L_5 及 L_5-S_1 Ex-TLIF 病例

（张　伟　王　栋）

参考文献

[1] Ruetten S, Komp M, Godolias G. A new full-endoscopic technique for the interlaminar operation of lumbar disc herniations using 6-mm endoscopes: Prospective 2-year results of 331 patients[J]. Minim Invasive Neurosurg, 2006, 49(2): 80-87.

[2] De Antoni D J, Claro M L, Poehling G G, et al. Translaminar lumbar epidural endoscopy: Anatomy, technique, and indications[J]. Arthroscopy, 1996, 12(3): 330-334.

[3] Soliman H M. Irrigation endoscopic discectomy: A novel percutaneous approach for lumbar disc prolapse. European spine journal : official publication of the European Spine Society, the European Spinal Deformity Society, and the European Section of the Cervical Spine Research Society, 2013, 22(5): 1037-1044.

[4] Heo D H, Son S K, Eum J H, et al. Fully endoscopic lumbar interbody fusion using a percutaneous unilateral biportal endoscopic technique: Technical note and preliminary clinical results[J]. Neurosurg Focus, 2017, 43(2): E8.

[5] Li Z Z, Hou S X, Shang W L, et al. The strategy and early clinical outcome of full-endoscopic L_5-S_1 discectomy through interlaminar approach[J]. Clin Neurol Neurosurg, 2015, 133: 40-45.

[6] Xie T H, Zeng J C, Li Z H, et al. Complications of lumbar disc herniation following full-endoscopic interlaminar lumbar discectomy: A large, single-center, retrospective study[J]. Pain physician, 2017, 20(3): E379-e387.

[7] Sencer A, Yorukoglu A G, Akcakaya M O, et al. Fully endoscopic interlaminar and transforaminal lumbar discectomy: Short-term clinical results of 163 surgically treated patients[J]. World Neurosurg, 2014, 82(5): 884-890.

[8] Choi D J, Choi C M, Jung J T, et al. Learning curve associated with complications in biportal endoscopic spinal surgery: Challenges and strategies[J]. Asian spine journal, 2016, 10(4): 624-629.

[9] Park H J, Kim S K, Lee S C, et al. Dural tears in percutaneous biportal endoscopic spine surgery: Anatomical location and management[J]. World Neurosurg, 2020, 136: e578-e585.

[10] Abdullah A F, Ditto E W, 3rd, Byrd E B, et al. Extreme-lateral lumbar disc herniations. Clinical syndrome and special problems of diagnosis[J]. Journal of neurosurgery, 1974, 41(2): 229-234.

[11] Al-Khawaja D O, Mahasneh T, Li J C. Surgical treatment of far lateral lumbar disc herniation: A safe and simple approach[J]. Journal of Spine Surgery (Hong Kong), 2016, 2(1): 21-24.

[12] Celikoglu E, Kiraz I, Is M, et al. The surgical treatment of far lateral lumbar disc herniation: 33 cases[J]. Acta Orthop Belg, 2014, 80(4): 468-476.

[13] Choi G, Lee S H, Bhanot A, et al. Percutaneous discectomy for extraforaminal lumbar disc herniations: Extraforaminal targeted fragmentectomy technique using working channel endoscope[J]. Spine (Phila Pa 1976), 2007, 32(2): E93-99.

[14] Kim J E, Choi D J. Unilateral biportal endoscopic spinal surgery using a 30° arthroscope for L_5-S_1 foraminal decompression[J]. Clin Orthop Surg, 2018, 10(4): 508-512.

[15] Kim J E, Choi D J. Bi-portal arthroscopic spinal surgery (bass) with 30° arthroscopy for far lateral approach of L_5-S_1-technical note[J]. Journal of orthopaedics, 2018, 15(2): 354-358.

[16] 郑晓晖, 陈振光, 林海滨, 等. 腰椎后外侧部血供的应用解剖学研究及临床意义[J]. 中国临床解剖学杂志, 2004, (04): 340-343.

[17] Lee D Y, Ahn Y, Lee S H. Percutaneous endoscopic lumbar discectomy for adolescent lumbar disc herniation: Surgical outcomes in 46 consecutive patients[J]. Mt Sinai J Med, 2006, 73(6): 864-870.

[18] Brouwer P A, Brand R, van den Akker-van Marle M E, et al. Percutaneous laser disc decompression versus conventional microdiscectomy in sciatica: A randomized controlled trial[J]. The Spine Journal: Official Journal of the North American Spine Society, 2015, 15(5): 857-865.

[19] Choi K C, Lee D C, Shim H K, et al. A strategy of percutaneous endoscopic lumbar discectomy for migrated disc herniation[J]. World Neurosurg, 2017, 99: 259-266.

[20] Lee S H, Kang B U, Ahn Y, et al. Operative failure of percutaneous endoscopic lumbar discectomy: A radiologic analysis of 55 cases[J]. Spine (Phila Pa 1976), 2006, 31(10): E285-290.

[21] 赵兵善, 王世东, 吕文涛. 椎间孔镜tessys技术治疗腰椎间盘突出症的疗效与术后mri变化的关系[J]. 中国微创外科杂志, 2019, 19(4): 322-325.

[22] Yeung A T, Tsou P M. Posterolateral endoscopic excision for lumbar disc herniation: Surgical technique, outcome, and complications in 307 consecutive cases[J]. Spine (Phila Pa 1976), 2002, 27(7): 722-731.

[23] 潘宏武. 破裂型腰椎间盘突出症的手术治疗[J]. 中国脊柱脊髓杂志, 2003, 13(8): 500-501.

[24] Lee C W, Yoon K J, Ha S S, et al. Foraminoplastic superior vertebral notch approach with reamers in percutaneous endoscopic lumbar discectomy : Technical note and clinical outcome in limited indications of percutaneous endoscopic lumbar discectomy[J]. J Korean Neurosurg Soc, 2016, 59(2): 172-181.

[25] Daghighi M H, Pouriesa M, Maleki M, et al. Migration patterns of herniated disc fragments: A study on 1, 020 patients with extruded lumbar disc herniation[J]. The Spine Journal: Official Journal of the North American Spine Society, 2014, 14(9): 1970-1977.

[26] Lee S, Kim S K, Lee S H, et al. Percutaneous endoscopic lumbar discectomy for migrated disc herniation: Classification of disc migration and surgical approaches[J].

European Spine Journal: Official Publication of the European Spine Society, the European Spinal Deformity Society, and the European Section of the Cervical Spine Research Society, 2007, 16(3): 431-437.

[27] Ying J, Huang K, Zhu M, et al. The effect and feasibility study of transforaminal percutaneous endoscopic lumbar discectomy via superior border of inferior pedicle approach for down-migrated intracanal disc herniations[J]. Medicine (Baltimore), 2016, 95(8): e2899.

[28] Pranata R, Lim M A, Vania R, et al. Biportal endoscopic spinal surgery versus microscopic decompression for lumbar spinal stenosis: A systematic review and meta-analysis[J]. World Neurosurg, 2020, 138: e450-e458.

[29] Heo D H, Lee D C, Park C K. Comparative analysis of three types of minimally invasive decompressive surgery for lumbar central stenosis: Biportal endoscopy, uniportal endoscopy, and microsurgery[J]. Neurosurg Focus, 2019, 46(5): E9.

[30] Cheng X G, Brys P, Nijs J, et al. Radiological prevalence of lumbar intervertebral disc calcification in the elderly: An autopsy study[J]. Skeletal radiology, 1996, 25(3): 231-235.

[31] Karamouzian S, Eskandary H, Faramarzee M, et al. Frequency of lumbar intervertebral disc calcification and angiogenesis, and their correlation with clinical, surgical, and magnetic resonance imaging findings[J]. Spine (Phila Pa 1976), 2010, 35(8): 881-886.

[32] 李军, 付强. 经皮内镜椎板间入路治疗钙化型腰椎间盘突出症早期临床疗效分析[J]. 中国骨与关节杂志, 2014(8): 597-602.

[33] Kim H S, Adsul N, Ju Y S, et al. Full endoscopic lumbar discectomy using the calcification floating technique for symptomatic partially calcified lumbar herniated nucleus pulposus[J]. World Neurosurg, 2018, 119: 500-505.

[34] Dabo X, Ziqiang C, Yinchuan Z, et al. The clinical results of percutaneous endoscopic interlaminar discectomy (peid) in the treatment of calcified lumbar disc herniation: A case-control study[J]. Pain physician, 2016, 19(2): 69-76.

[35] 袁天阳, 张郡, 刘钦毅. 经皮内镜椎板间入路椎间盘切除术治疗伴有钙化的L₅-S₁腰椎间盘突出症15例报告及文献复习[J]. 吉林大学学报(医学版), 2018, 44(03): 161-165.

[36] Deyo R A, Mirza S K, Martin B I, et al. Trends, major medical complications, and charges associated with surgery for lumbar spinal stenosis in older adults[J]. Jama, 2010, 303(13): 1259-1265.

[37] 焦龙兵, 吴阳, 张兵. 经皮椎间孔镜技术在钙化型腰椎间盘突出症的临床应用[J]. 颈腰痛杂志, 2018, 39(05): 102-104.

[38] Ruetten S, Komp M, Merk H, et al. Use of newly developed instruments and endoscopes: Full-endoscopic resection of lumbar disc herniations via the interlaminar and lateral transforaminal approach[J]. J Neurosurg Spine, 2007, 6(6): 521-530.

[39] 朱斌, 田大胜, 陈磊, 等. 单边双通道内镜技术在腰椎疾病中的应用研究进展[J]. 中华骨科杂志, 2020, 40(15): 1030-1038.

[40] Thomson, S. Failed back surgery syndrome-definition, epidemiology and demographics[J]. Br J Pain, 2013, 7(1): 56-59.

[41] Chou R, Huffman LH, American Pain Society, American College of Physicians. Medications for acute and chronic low back pain: a review of the evidence for an American Pain Society/American College of Physicians clinical practice guideline. Ann Intern Med 2007; 147: 505-14.

[42] Hussain A, Erdek M. Interventional pain management for failed back surgery syndrome. Pain Pract, 2014, 14: 64-78.

[43] Nachemson AL. Evaluation of results in lumbar spine surgery. Acta OrthopScand Suppl, 1993, 251: 130-133.

[44] Mcgrath L B, Madhavan K, Chieng L O, et al. Early experience with endoscopic revision of lumbar spinal fusions[J]. Neurosurgical Focus, 2016, 40(2): E10.

[45] 李振宙, 曹峥, 赵宏亮, 等. 全内镜下腰椎纤维环缝合术的技术要点及临床疗效分析[J]. 中国骨伤, 2020, 33(06): 498-504.

[46] 何志敏, 陈德玉, 郭永飞, 等. 腰椎间盘突出症再手术的相关因素及再手术方式分析[J]. 中国矫形外科杂志, 2006(15): 1130-1133.

[47] 张壮壮, 汪文龙, 刘正. 腰椎纤维环缝合技术的研究进展[J]. 中国骨与关节杂志, 2020, 9(02): 153-156.

[48] Ren C, Qin R, Li Y, et al. Microendoscopic discectomy combined with annular suture versus percutaneous transforaminal endoscopic discectomy for lumbar disc herniation: A prospective observational study[J]. Pain Physician, 2020, 23(6): E713-E721.

[49] Jin Hwa-Eum, Dong Hwa-Heo, Kyu Son-Sang, et al. percutaneous biportal endoscopic decompression for lumbar spinalstenosis: a technical note and preliminary clinical results[J]. Pubmed, 2016, 24(4): 7-602.

[50] Akhgar Javid, Terai Hidetomi, Rahmani Mohammad-Suhrab, et al. Anatomical analysis of the relation between human ligamentum flavum and posterior spinal bony prominence[J]. Journal of Orthopaedic Science, 2017, 22(2): 260-265.

[51] Ju-eun Kim, Dae-jung Choi, J Park-Eugene. Evaluation of postoperative spinal epidural hematoma after biportal endoscopic spine surgery (BESS) for single level lumbar spinal stenosis: clinical and magnetic resonance image study[J]. World Neurosurgery, 2019, 126(6): 786-792.

[52] Heo D H, Kim J S, Park C W et al. Contralateral sublaminar endoscopic approach for removal of lumbar juxtafacet cysts using percutaneous biportal endoscopic surgery: technical report and preliminary results. World Neurosurg, 2019, 122: 474-479.

[53] Krzok G, Telfeian AE, Wagner R et al. Contralateral facet-sparing sublaminar endoscopic foraminotomy for the treatment of lumbar lateral recess stenosis: technical note. J Spine Surg, 2017, 3(2): 260-266.

[54] Kim J E, Choi D J. Unilateral biportal endoscopic decompression by 30° endoscopy in lumbar spinal stenosis: Technical note and preliminary report[J]. Journal of Orthopaedics, 2018, 15(2): 366-371.

[55] Dong H H, Jin H E, Jo J Y, et al. Modified far lateral endoscopic transforaminal lumbar interbody fusion using a biportal endoscopic approach: technical report and preliminary results[J]. Acta Neurochirurgica, 2021, 163(4):

1205-1209.

[56] Kang M S, Chung H J, Jung H J, et al. How I do it? Extraforaminal lumbar interbody fusion assisted with biportal endoscopic technique. Acta Neurochir (Wien). 2021, 163(1): 295-299.

[57] Harms J. The unilater, transforaminal approach for posteior lumbar interbody fusion.Oper Orthop Traumatol, 1998, 10: 90-102.

第七章 UBE技术在颈椎病变中的应用

第一节 UBE 颈椎 keyhole 颈椎间盘摘除术

一、概述

颈椎后方的 keyhole（钥匙孔）技术可用于颈椎间盘突出或神经根管狭窄导致的神经根型颈椎病。可避免传统的颈前路减压融合术（anterior cervical discectomy and fusion，ACDF）所致的相应节段的融合，相邻节段退变的发生率也低。颈椎 keyhole 技术可采用传统的开放、通道、孔镜技术下实现。内镜下 keyhole 技术出血少、对颈椎后方的肌肉干扰小，表现出明显的优势。本节介绍采用 UBE 技术如何行 keyhole 颈椎间盘摘除手术。

二、手术适应证

偏向一侧的颈椎间盘突出或单侧的神经根管狭

窄所致的神经根型颈椎病可采用此术式。中央型突出、严重的椎管狭窄或存在节段不稳病例则属于禁忌。如果同时合并后方的黄韧带肥厚，可采用 UBE 颈椎单侧入路双侧减压（unilateral laminectomy for bilateral decompression，ULBD）技术进行椎管减压。

三、手术方法

（一）麻醉与体位

全身麻醉，深度肌松结合控制性低血压。患者通过体位垫子将胸部抬高，头低位。然后整体将手术床的前端升高直至患者颈椎的曲度平直且与地面平行（图 7-1-1）。这种特殊体位的优势是摆放 C 臂时可不考虑 C 臂的倾斜角度，与地面垂直即可。

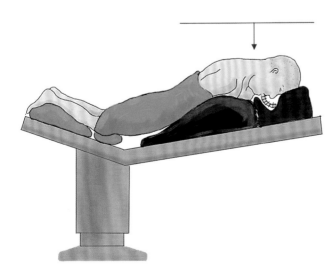
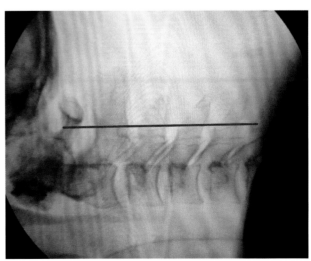

图 7-1-1 胸部垫高，头低位，确保颈椎曲度平直与地面平行

（二）切口的定位

首先透视侧位，确保颈椎曲度平直，且与地面平行。侧位通过注射针头或克氏针标记责任间隙。随后透视正位，标记责任椎间隙上、下椎弓根水平线，其与症状侧侧块中线的交点为内镜口和操作口。或者以责任椎间隙上、下椎弓根水平线和侧块中线交点近端 1 cm 为内镜观察通道，远端 1 cm 为操作通道（图 7-1-2）。

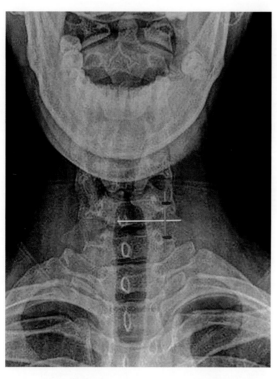

图 7-1-2　黄线为椎间隙水平线，近端的红线和远端的红线分别位于相应节段的椎弓根水平，作为内镜通道和操作通道

（三）手术器械

UBE 颈椎手术所需要的器械相对较少且简单，包括 UBE 内镜、低温等离子刀头、UBE 专门工具、小尺寸的椎板咬骨钳及高速磨钻。0° 内镜是首选。其视野与开放手术一样，方便、安全。30° 镜需要反复旋转镜子来获取最佳视野，调整 30° 镜方向时所致的持镜不稳有时可引起严重的后果。再者，颈椎病例观察通道与内镜通道间隔 2 cm，使用 30° 镜很容易引起镜体与器械的"冲突"。但 30° 镜的广角对于观察脊髓腹侧病变非常有利。

低温等离子刀头常用的有两种：一种是大尺寸的刀头，用于软组织的显露和止血；另一种是细小带弧度的刀头，可用于脊髓及神经根周围小血管的止血（图 7-1-3）。

用于颈椎病例的手术器械通常都很精细，细小带弧度的剥离子可用于神经根的剥离（图 7-1-4）。椎板咬骨钳可选用 1 mm 及 2 mm 薄刃咬骨钳。磨钻可选用 2 mm 及 3 mm 金刚砂的磨头。磨钻的长度要合适，这是由于要单手持磨钻，磨钻杆过长容易导致不稳（图 7-1-5）。

保持出水顺畅和保持器械出入顺畅同等重要。只有这样，才能避免静水压过大或器械突然突破阻力后所致的脊髓损伤。所以会用到半套管或 UBE 拉钩来保持出水通畅和器械的顺畅进出（图 7-1-6）。

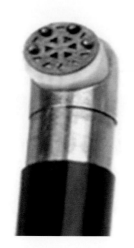
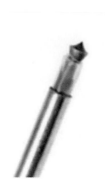
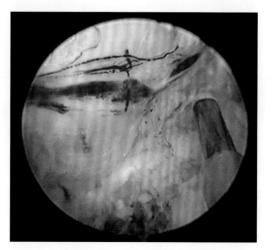

图 7-1-3　大尺寸的等离子刀头用于结构显露及止血，小的带弧度的刀头用于神经结构周围的止血

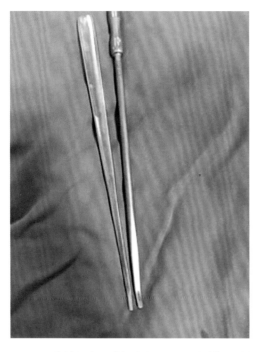

图 7-1-4　前端细小且弹性小的 UBE 颈椎神经剥离子

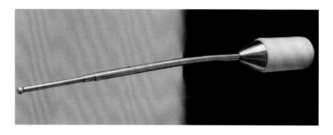

图 7-1-5　长度合适的磨钻（7~10 cm），单手扶持更加稳定，弧度及包杆的设计更符合 UBE 手术操作

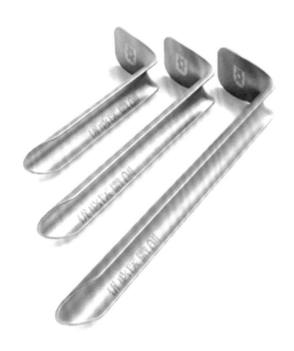

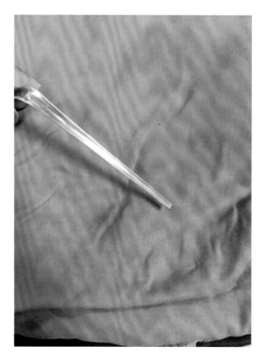

图 7-1-6　保持出水顺畅和器械顺畅进出的半套管及 UBE 拉钩

对于钩椎关节增生的病例，会用到磨钻保护鞘管，它在磨钻处理骨赘时可保护周围的神经结构（图7-1-7）。

（四）手术步骤

以下以 C_6-C_7 右侧间盘突出为例。

患者全身麻醉成功后，常规消毒铺巾，首先建立位于头端的操作通道。使用尖刀片切开皮肤及筋膜，一级导杆定位于 C_6 或 C_7 的棘突根部与椎板交界的部位，透视确定位置。逐级置入剩余扩张导管。

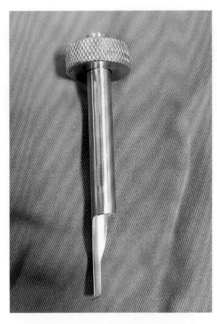

图 7-1-7　颈椎磨钻保护鞘管

同法建立位于远端的内镜通道。

经内镜通道置入的 UBE 内镜与经操作通道置入的等离子刀头于椎板上表面汇聚（图7-1-8）。经内镜通道置入镜鞘，打开阀门向工作区域注水，经操作通道插入大尺寸等离子刀头，在内镜监视下清理椎板表面及侧块关节表面的软组织。经椎板间隙向外显露 C_6-C_7 节段 V 点部位（图7-1-9）。使用 3 mm 金刚砂磨头自 V 点开始向外及向近端和远端磨除椎板及侧块关节骨质（图7-1-10）。为了避免磨除过多的侧块关节影响颈椎的稳定性。术前应测量具体的减压范围，术中根据几个 3 mm 磨头的距离来掌握向外减压的范围（图7-1-11）。另外，也可定位椎弓根的内壁和外壁，向外减压到椎弓根外壁即可达到有效的神经根管减压（图7-1-12）。

将椎板及侧块关节的骨质磨薄后，可以采用 UBE 神经剥离子挑剥或使用 130° 1 mm 或 2 mm 椎板咬骨钳咬除残留薄层骨质，显露出黄韧带的外缘及神经根背面的膜性结构（图7-1-13）。切除部分黄韧带，显露部分硬膜，使用探钩挑开神经根背侧的膜性结构，显露 C_7 神经根（图7-1-14）。探查神经根的腋窝及肩部，证实突出位于腋窝部位（图7-1-15）。将突出的间盘摘除，神经根松解彻底（图7-1-16），反复止血，经操作口放置引流管一根，缝合关闭刀口。如果感觉神经根减压不彻底，也可进一步切除头尾端的部分椎弓根内壁以扩大神经根的腋窝和肩部区域，方便进一步的减压。

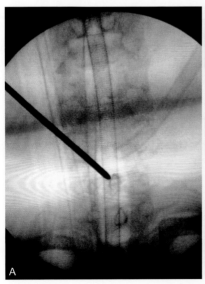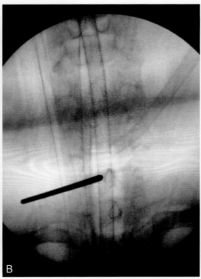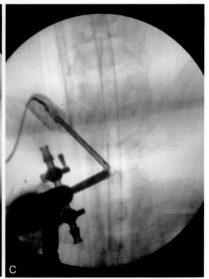

图 7-1-8　A、B. 一级导杆定位于棘突与椎板交界的安全区域；C. 等离子刀头与 UBE 内镜交会于目标点

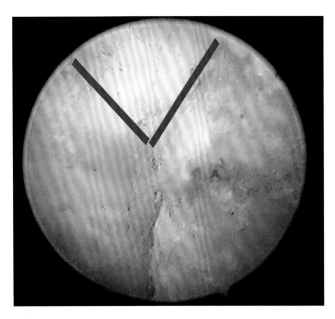

图 7-1-9　重要解剖结构 V 点

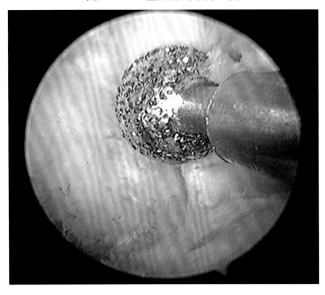

图 7-1-10　从 V 点开始使用 3 mm 的金刚砂磨钻进行减压

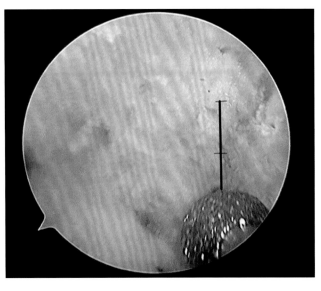

图 7-1-11　采用磨头的大小确定减压范围

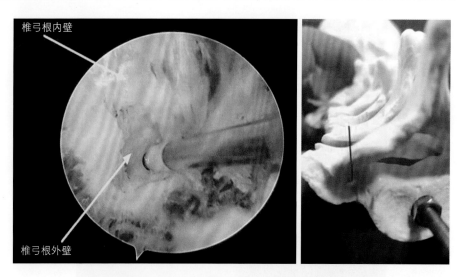

椎弓根内壁

椎弓根外壁

图 7-1-12   通过椎弓根外壁确定减压范围

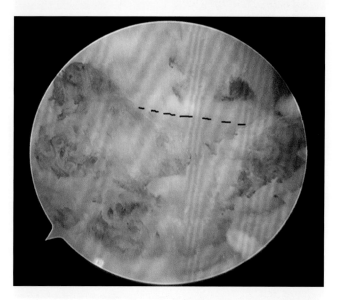

图 7-1-13   黄韧带外缘

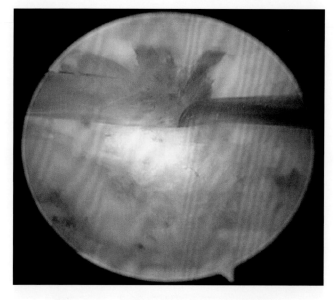

图 7-1-14   探钩挑开神经根表面的膜性结构

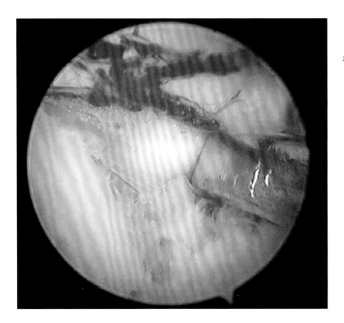
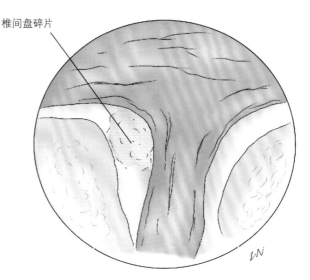

椎间盘碎片

图 7-1-15　位于腋窝部分突出的间盘

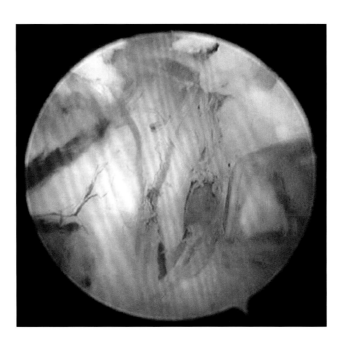

图 7-1-16　减压后的神经根

四、手术技巧与注意事项

1.对于下颈椎病例，尤其是颈部粗短的患者，侧位定位由于肩部的遮挡，往往意义不大。透视侧位仅仅为了确保颈椎的曲度平直且与地面平行。透视正位，通过 T_1 向上数来确定责任节段的位置。UBE 内镜和器械的移动范围非常广泛，显露解剖结构后最好再用 C 臂确认责任节段避免出现定位错误。

2.颈椎的棘突背侧粗大且分叉，一级导杆很容易被其遮挡。一定要确定导杆置入的深浅。

3.一级导杆的"着陆点"一定要位于椎板骨性结构上，而不是椎板间隙。

4.术前测量皮肤到筋膜的距离，确保刀片插入的深度刚好切开筋膜。筋膜的充分切开可保持出水顺畅和器械的进出顺畅。

5.为了避免磨除过多的侧块关节影响颈椎的稳定性，术前应测量具体的减压范围，术中根据几个 3 mm 磨头的距离来掌握向外减压的范围。另外，也可显露出椎弓根的内壁和外壁，向外减压到椎弓根外壁即可。

6.椎板咬骨钳的使用应该遵循"硬膜无接触"（dura no touch）的原则。根据不同的部位选择不同尺寸和角度的椎板咬骨钳（图 7-1-17）。

7.颈椎间盘突出的部位往往位于腋窝部位，熟悉不同节段神经根与间盘的位置关系非常重要（图 7-1-18）。

五、小结

使用 UBE 行颈椎 keyhole 间盘摘除手术对颈椎后方的肌肉稳定结构干扰较小，并且可以采用传统的椎板咬骨钳及动力装置。在减压范围的把控、视野、止血及效率等方面具有一定优势。

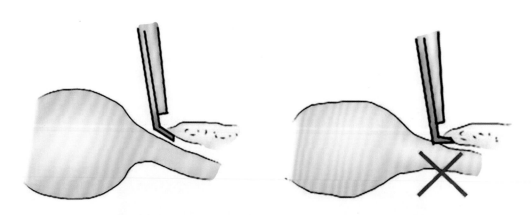

图 7-1-17　椎板咬骨钳使用时的硬膜无接触（dura no touch）技术

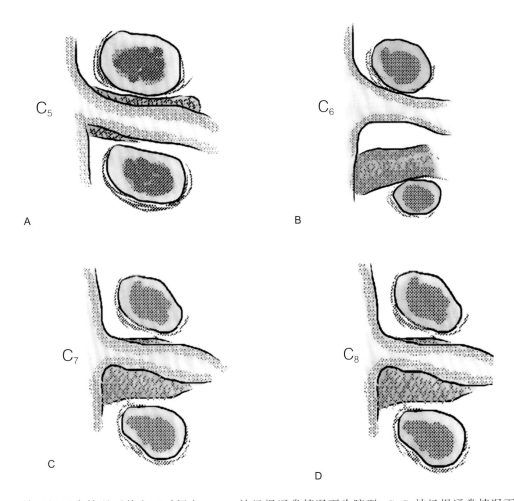

图 7-1-18 A. C$_5$ 神经根通常情况下前方正对间盘；B. C$_6$ 神经根通常情况下为腋型；C. C$_7$ 神经根通常情况下为腋型；D. C$_8$ 神经根通常情况下无接触

（张　伟　梁家铭　周　蓉）

第二节　UBE 颈椎后路单侧入路双侧减压术

一、概述

脊髓型颈椎病（cervical spondylotic myelopathy, CSM）是临床常见的颈椎病类型，经典的手术治疗方式是颈椎前路间盘切除减压融合术（anterior cervical decompression and fusion, ACDF）以及颈椎后路椎板减压成形术。然而，不管前路还是后路开放手术，都有可能会带来诸多并发症，例如气管食管损伤、术后吞咽困难以及颈部轴性疼痛、后凸畸形等问题。近年来，随着脊柱微创技术和内镜系统的发展，传统治疗 CSM 的手术方式逐渐趋于微创化。本节主要描述 UBE 颈椎后路单侧入路双侧减压术（unilateral laminectomy for bilateral decompression, ULBD）在颈椎管狭窄中的应用。

二、手术适应证

1. 单节段或多节段颈椎管狭窄引起脊髓型颈椎病。
2. 颈髓损伤的后方减压。

三、手术体位及麻醉

如图 7-1-1 所示喷气式飞机体位，该体位可保持颈椎曲度平直并与地面平行，C 臂透视时可不需要头倾或尾倾。麻醉采用全身麻醉，方便控制性降压和肌肉松弛。头部用横行宽胶布固定，双侧肩部用宽的胶带牵拉，确保颈部后方皮肤无皱褶。

四、操作步骤

定位方法与 UBE 颈椎 keyhole 技术一样，责任椎间隙水平线与手术侧侧块中线交点近端 1 cm 和远端 1 cm 为内镜和操作通道，这样定位的两个点基本也位于椎弓根水平。麻醉成功后常规消毒铺巾，手术区域外露越多，贴膜覆盖皮肤越多，防水效果越好。

首先建立操作通道，切开皮膜筋膜，一定要充分切开，向中线置入一级导杆至上位椎体或下位椎体椎板与棘突交界的位置。透视确定位置良好，逐级置入扩张导管。同法建立内镜通道。内镜与导杆

汇聚至椎板。插入内镜，打开水阀，水能够通畅地从操作口涌出说明通道建立顺畅。通道建立顺畅，器械进出也方便，并且器械进入时损伤脊髓的风险也小。如果通道建立不畅，建议使用半套管。

内镜监视下显露上下椎板、椎板间隙及位于外侧的 V 点及侧块关节。显露上、下两椎体棘突基底部的间隙，通过该间隙可显露出中线黄韧带对侧的椎板及椎板间隙，这为对侧减压建立了空间。使用 2 mm 或 3 mm 的金刚砂磨钻将上、下椎板外板磨掉显露出内板。使用 1 mm 或 2 mm 130° 枪钳进一步切除内板，显露位于近端椎板下方潜行的黄韧带及近端止点和远端止点，使用探钩或神经剥离子将黄韧带掀起，使用枪钳将同侧黄韧带切除。黄韧带与硬膜之间存在丰富的血管，可使用细刀头进行止血。30° 镜可通过旋转镜子识别对侧的黄韧带，棘突基底部及对侧椎板上、下缘的磨除可增加对侧切除黄韧带的工作空间。可使用 1 mm 或 2 mm 130° 枪钳切除对侧黄韧带。如果患者还存在根性症状，可进一步从两侧 V 点向外减压神经根，神经减压彻底后，放置引流管。缝合关闭刀口。

五、手术技巧及注意事项

1. 体位的摆放非常重要，颈椎曲度水平，责任椎间隙与地面垂直，C 臂透视可不需要头倾或尾倾。

2. 下颈椎可通过 T_1 来数责任椎间隙、上颈椎由于正位上下颌的遮挡，可参考侧位定位。

3. 导杆定位到椎板上是最安全的。

4. 通道建立一定要顺畅，尤其是操作通道。如果建立不顺畅，局部水压会增高，压迫脊髓风险大。另外，椎板咬骨钳突破皮肤及不顺畅的筋膜时，容易瞬间快速突破伤及下面的脊髓。所以如有不畅，建议使用半套管。

5. 如果椎管狭窄严重，尽量使用薄刃的枪钳切除磨薄的椎板，并且建议使用 1 mm 或 2 mm 130° 薄刃枪钳，真正做到"硬膜无接触"（dura no touch）。也可将椎板磨得很薄，用神经剥离子将其翘起。

6.减压后尽量充分止血，骨面涂抹骨蜡，关水阀寻找出血点等，预防局部血肿的发生。

六、典型病例

（一）病例 1

女性，71 岁，左侧肢体麻木无力 1 年。CT 及 MRI 检查提示颈椎多节段分节不全，C₃-C₄ 节段椎管狭窄，行 ULBD 治疗，术后症状缓解（图 7-2-1~图 7-2-3）。

UBE 颈椎
ULBD 技术

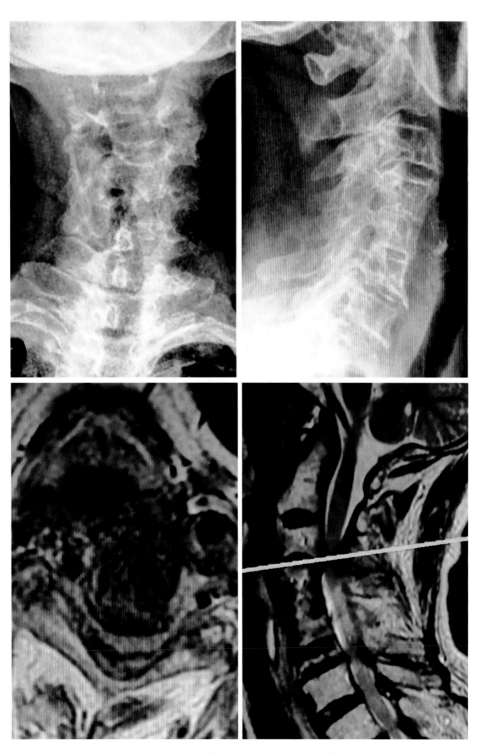

图 7-2-1　术前颈椎正、侧位 X 线片及颈椎 MRI

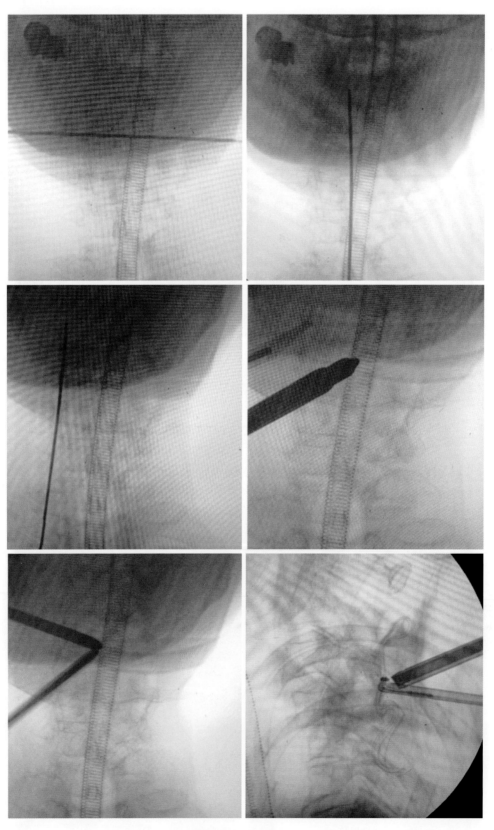

图 7-2-2　术中定位

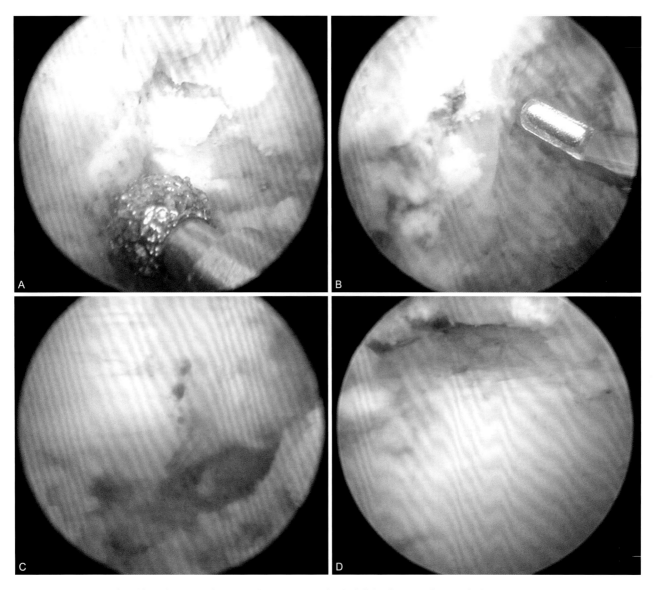

图 7-2-3 术中镜下减压。A.磨钻处理椎板；B.咬骨钳咬除黄韧带；C.同侧减压完成后；D.对侧减压完成后

（二）病例 2

男性，68 岁，四肢麻木、无力、走路不稳 5 年，加重 20 天。20 年前有过颈椎外伤史。四肢肌张力高，双侧 Hoffman 征阳性。CT 及 MRI 检查提示 C_4-C_5 左侧关节突内缘有一巨大骨块（15 mm × 16 mm），相应节段椎管严重狭窄。椎管内骨块的前端还有一游离骨块（图 7-2-4）。

本病例骨块位于左侧，手术方案选择右侧入路，即对侧颈椎 ULBD（图 7-2-5~ 图 7-2-6）。选择对侧入路的原因：①术前评估骨赘侧的椎板间隙几乎完全消失，镜下识别解剖标志困难。②在完全看不到骨赘底面的神经结构的情况下磨除骨块风险较大，且神经结构无退路。③对侧先椎板切除减压给神经结构一缓冲空间更加安全，并且整个骨块的内侧及上缘、下缘清晰可见。

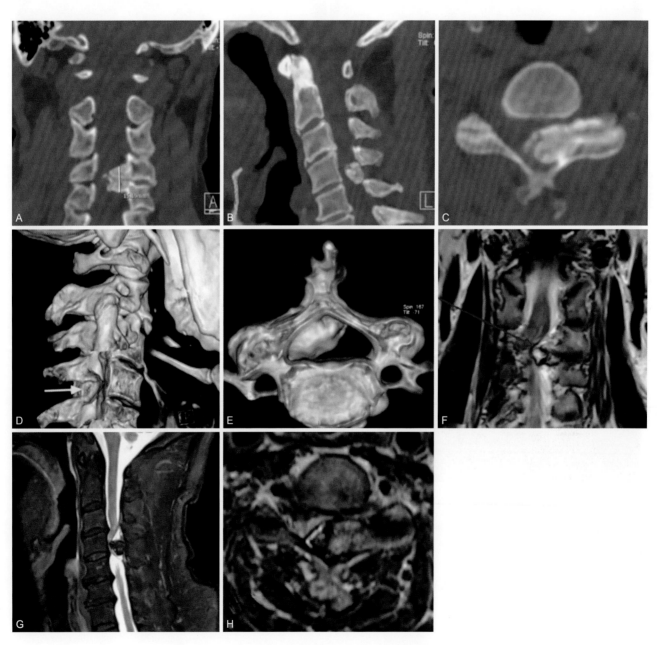

图 7-2-4　术前椎体 CT 及重建（A~E）和颈椎 MRI（F~H）

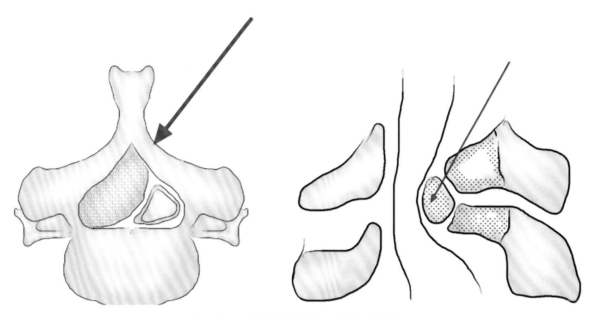

图 7-2-5　根据骨块位置，选择对侧减压

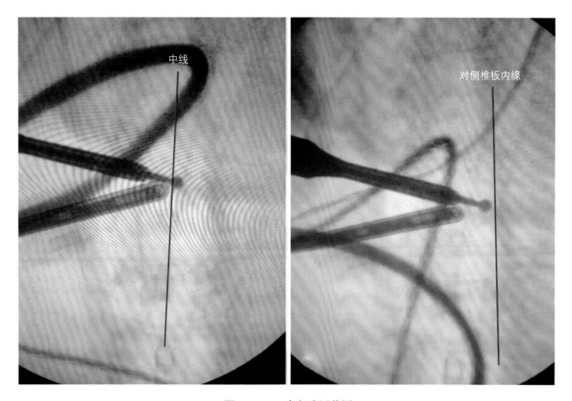

图 7-2-6　确定减压范围

手术步骤（图 7-2-7~ 图 7-2-9）：

（1）骨赘位于左侧，选择右侧入路做 C_4-C_5 椎板切除减压。

（2）显露骨赘的内侧面及上、下缘。

（3）从游离骨块的背侧开始，用磨钻将骨块打薄，然后将骨块的底面与脊髓表面仔细分离，将游离骨块摘除。

（4）进一步加深移除骨赘的残余部分，直到显露对侧的神经根及关节突关节的内壁。

（5）控制出血，放引流。

七、小结

颈椎 ULBD 可单侧入路完成双侧的颈脊髓减压。这对于椎管狭窄致病因素主要来自后方的脊髓型颈椎病病例来说，可以完成椎管的减压并对后方的肌肉损伤最小，避免了前路融合固定的发生，是一种安全、高效、微创的减压术式。

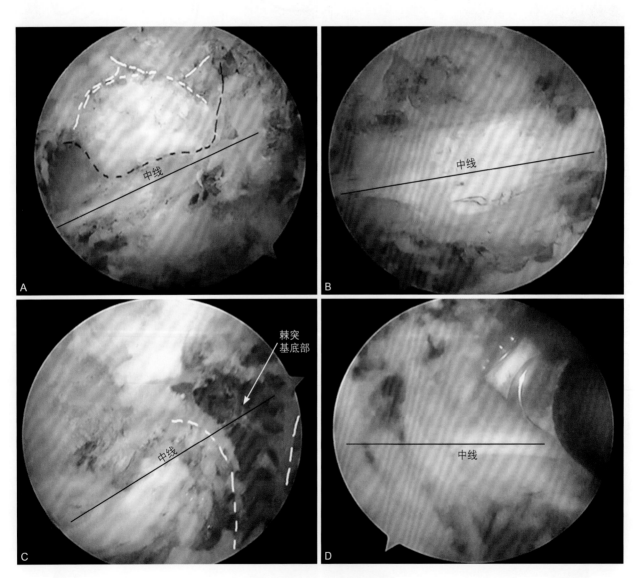

图 7-2-7　A~D. 确定中线

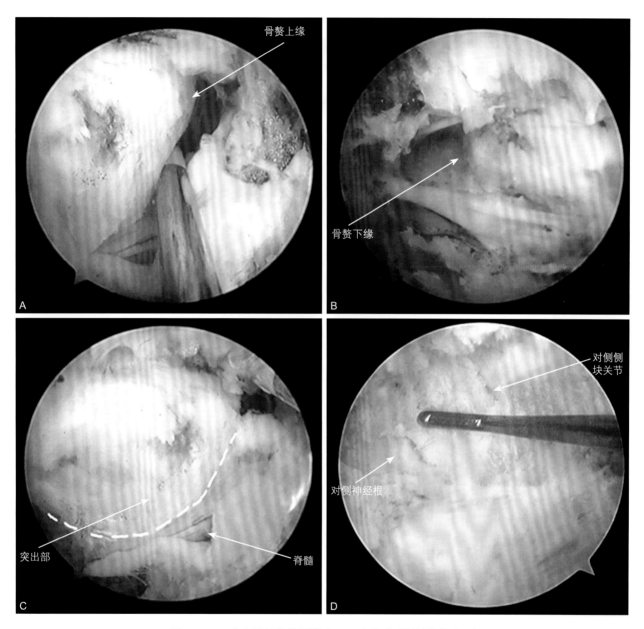

图 7-2-8 术中见骨赘的界限（A~C）以及对侧的结构（D）

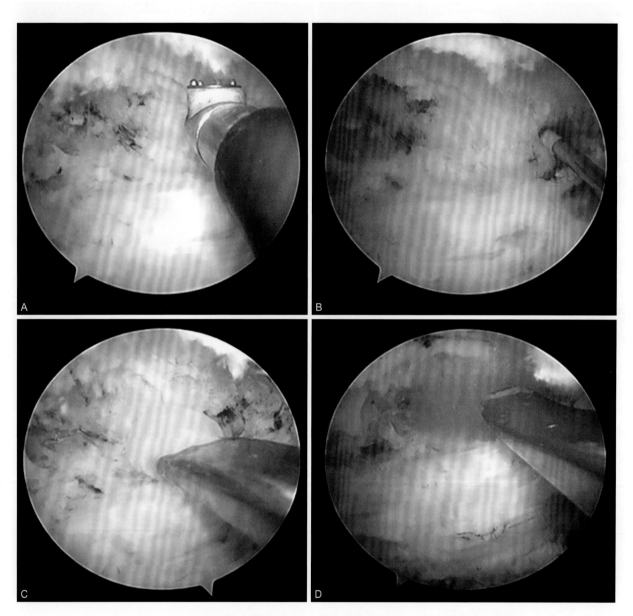

图 7-2-9　止血方法。A. 大等离子刀头；B. 小等离子刀头；C. 骨蜡；D. 明胶海绵

（张　伟　王　栋　陈惠国）

第三节 UBE 颈椎单开门技术

一、颈椎管狭窄症概述

颈椎管狭窄症是脊柱外科较为常见的疾病，在 X 线片上，通常认为颈椎管直径在 14 mm 以上为正常，12~14 mm 之间为相对狭窄，12mm 以下为绝对狭窄，临床也常用 P 值（即颈椎椎管矢状径 / 颈椎椎体矢状径）<0.75 作为诊断标准；CT 和 MR 上，椎间盘突出、黄韧带肥厚、后纵韧带骨化等是颈椎管狭窄症的常见原因。在年轻患者中，发育性颈椎管狭窄也越来越多见。

二、颈椎管狭窄症的手术治疗

传统的开放手术方法包括前路的 ACDF 和 ACCF 手术以及后路的全椎板切除减压内固定、单开门或双开门椎管扩大成形术，但各有其入路相关的并发症。前路手术一般应用于 1~2 个节段的颈椎管狭窄症，术后邻椎病、吞咽困难等是常见的翻修原因；3 个节段以上的颈椎管狭窄症首选后路手术，但后方肌肉韧带复合体的损伤可导致鹅颈畸形和轴性症状，严重影响患者术后的生活质量。

随着脊柱微创技术的进步，各种微创手术开始应用于颈椎管狭窄症的治疗。以单轴经皮内镜和显微镜为代表的脊柱内镜技术在治疗颈椎管狭窄症方面显示出良好的临床疗效和技术优势，包括较少的出血量和感染率、较短的住院时间和恢复时间。目前的微创技术报道多集中于 1~2 个节段狭窄的处理，通过颈椎的 ULBD 进行脊髓减压，这一技术往往需要切除较多的棘突基底部来达到对侧，在本就狭窄的椎管内进行操作，技术要求高，风险较大。

三、UBE颈椎单开门手术技术

UBE 技术采用双通道进行手术操作，使用生理盐水持续灌注创造手术空间同时兼顾止血，维持术野清晰；操作空间大，可以使用常规开放手术器械完成各种镜下操作。对颈椎后方张力带损伤小，相对于传统后路开放手术，轴性症状和感染发生率低。

（一）适应证

颈椎管狭窄症。

（二）禁忌证

颈椎结核、颈椎肿瘤等引起的椎管狭窄症；既往有颈椎后路手术史的患者；全身条件差，难以耐受全身麻醉者。

（三）术前准备

除了常规的术前准备以外，2.8 mm 直径、12 mm 长度的带线锚钉适合在颈椎使用；鞘管、推结器、剪线器等（图 7-3-1），可参考关节镜的工具包设计符合颈椎尺寸的手术器械。

（四）麻醉与体位

参考第七章第一节。

（五）手术切口的设计与定位

我们以 C_4~C_6 左侧门轴，右侧开门为例。沿 C_4 和 C_6 双侧椎弓根作连线，在左侧侧块外缘及右侧侧

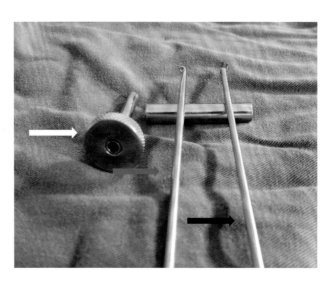

图 7-3-1　白箭头：鞘管（筋膜管）；蓝箭头：推结器；黑箭头：剪线器

块中线分别作两条垂线，四线的交点即为手术切口，根据术者优势手的习惯决定操作通道及观察通道；在两侧通道的中点分别再作一小切口，这6个切口既可以用来"开门"和制作"门轴"，还可以用来植入锚钉和打结（图7-3-2）。

（六）手术步骤

1.通道建立参考第七章第一节。

2.第一阶段的手术在左侧进行。用射频刀头显露C₄~C₆的椎板、棘突和侧块。用4 mm磨钻去除C₄~C₆椎板与侧块交界处的背侧皮质骨和松质骨（图7-3-3A），镜下可以清晰地观察到椎板被打薄的整个过程，这样准备的门轴侧骨槽不会发生过度磨除而引起骨折的现象。然后，使用2 mm金刚砂磨钻在C₄~C₆侧块和棘突的中点上分别磨出进钉点（图7-3-3B），可以在C臂透视下确定进钉点的位置是否满意；在内镜监视下拧入带线锚钉，同时做好缝线管理，避免缝线滑出或互相缠结（图7-3-3C）。

3.再将内镜和器械移至右侧，开始第二阶段的手术。同法暴露C₃-C₄、C₆-C₇的交界处以及C₄~C₆椎板侧块交界处，首先使用4 mm磨钻制作同样的纵向骨槽，保留腹侧骨皮质，然后使用1 mm薄刃枪钳逐步切开（图7-3-3D）。同时横断C₃-C₄和C₆-C₇之间的黄韧带，以方便椎板的"开门"。

4.在第三阶段手术开始时，应使用磨钻磨除C₄~C₆棘突尖端，这样内镜可越过棘突到达对侧观察门轴侧的打结过程。打结前，使用抓线器将同一节段上棘突和侧块上的锚钉缝线一起抓出，确保4根线在同一个软组织通道，然后将鞘管（筋膜管）顺着缝线置入通道内。助手使用枪钳以"青枝骨折"的方式抬起开门侧椎板，并将其维持在适当位置（图7-3-3E），在门轴侧打结，防止再关门（图7-3-3F）。手术结束，在开门侧放置引流管一根，24小时内拔出。具体打结方式详见图7-3-4，术后效果见图7-3-5。

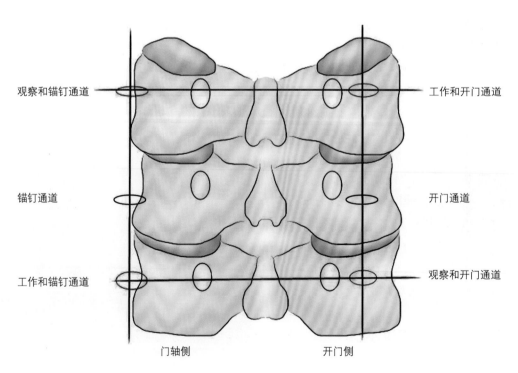

观察和锚钉通道　　　　　　　　　　　　工作和开门通道

锚钉通道　　　　　　　　　　　　　　　开门通道

工作和锚钉通道　　　　　　　　　　　　观察和开门通道

门轴侧　　　　　　　开门侧

图7-3-2　3个节段，6个切口。门轴侧切口位于侧块外缘，方便植入锚钉同时兼顾打结；开门侧切口位于侧块中点用来进行"开门"操作

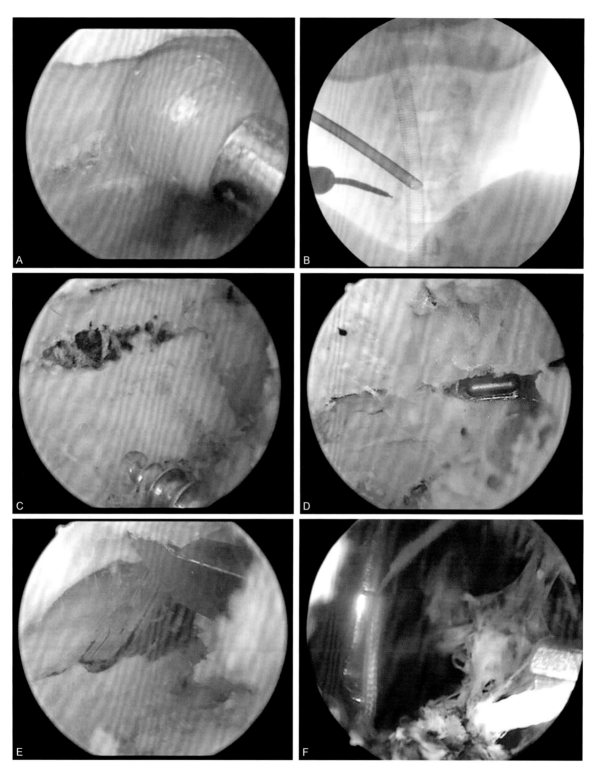

图 7-3-3 首先在门轴侧（A）使用 4 mm 金刚砂磨钻制作门轴；再使用 2 mm 金刚砂磨头准备侧块锚钉的进钉点，并在透视下确认（B）；将带线锚钉拧入侧块（C）；使用 1 mm 枪钳切除开门侧剩余的腹侧皮质骨（D）；用 2 mm 枪钳钳住椎板进行"开门"（E）；在内镜监视下，通过鞘管打结（F）

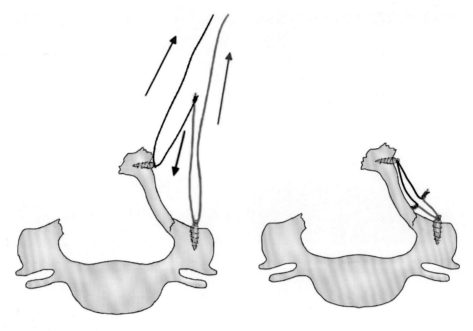

图 7-3-4   打结方法示意图

（七）手术技巧及注意事项

1. 门轴侧切口需要偏外显露侧块的全部，确保锚钉置入在理想的位置；开门侧只需要显露好侧块与椎板交界处，因此可以偏内一点；显露到侧块外缘会导致出血明显增多。

2. 金刚砂磨钻虽然比球头磨钻效率略低，但更容易控制磨除骨质的多少，同时兼有止血的效果，更适合颈椎手术。

3. 制作门轴时，仔细观察背侧骨皮质、骨松质的磨除过程，完全可以真正做到只保留一层腹侧骨皮质的效果。在磨除的过程中，椎板骨质的颜色变化遵循"白色"→"红色"→"白色"的规律，这一点在骨质疏松患者中尤为明显。

4. 侧块锚钉置入的方向可参考侧块螺钉置入。棘突锚钉的置入也是在直视下进行，体外的观察同样非常重要，钉尾尽量平行于地面时，锚钉不会进入椎管内。可选用带倒刺的锚钉，增加把持力，避免松动。

5. 腹侧骨皮质和黄韧带的切除应使用薄刃枪钳，遵循"硬膜无接触"（ dura no touch）原则。

6. 一般情况下，开门 8~12 mm 就能获得颈椎管横截面积的显著增大，达到脊髓减压的效果；术中可使用微型钢板的试模测量开门的大小，防止开门过小导致减压不彻底、开门过大引起神经根麻痹等并发症的发生。

7. 早期开展该术式，可邀请关节镜医师上台辅助进行缝线管理和打结。

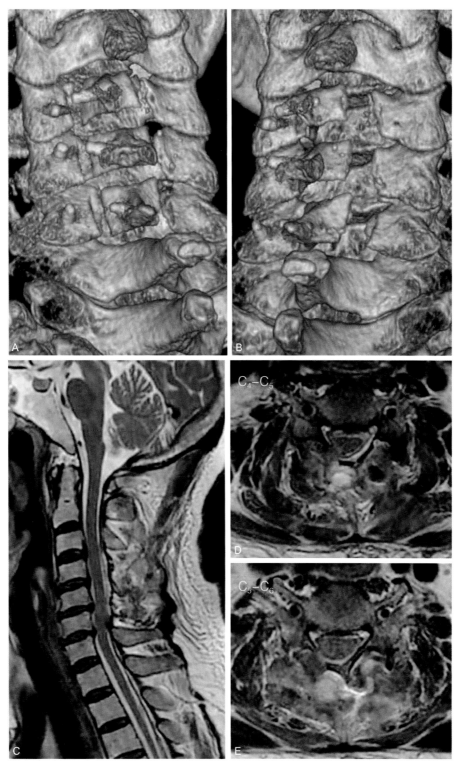

图 7-3-5　A、B. 术后 3D CT 见锚钉位置良好，开门满意；C、D、E. MR 提示椎管扩大满意，脊髓压迫解除

（朱承跃　张　伟）

参考文献

[1] Jae Hyun Park, Su Gi Jun, Je Tae Jung, et al. Posterior percutaneous endoscopic cervical foraminotomy and diskectomy with unilateral biportal endoscopy[J]. Orthopedics., 2017, 40(5): e779-e783.

[2] Hernandez R N, Wipplinger C, Navarro-Ramirez R, et al. Ten-step minimally invasive cervical decompression via unilateral tubular laminotomy: technical note and early clinical experience[J]. Oper Neurosurg (Hagerstown), 2020, 18(3): 284-294.

[3] Lehmann CL, Buchowski JM, Stoker GE, et al. Neurologic recovery after anterior cervical discectomy and fusion[J]. Global Spine J, 2014, 4(1): 41-46.

[4] Sakai K, Yoshii T, Hirai T, et al. Cervical sagittal imbalance is a predictor of kyphotic deformity after laminoplasty in cervical spondylotic myelopathy patients without preoperative kyphotic alignment. Spine (Phila Pa 1976), 2016, 41: 299-305.

[5] Won S, Kim C H, Chung C K, et al. Comparison of cervical sagittal alignment and kinematics after posterior full-endoscopic cervical foraminotomy and discectomy according to preoperative cervical alignment. Pain Physician, 2017, 20(2): 77.

[6] Minamide A, Yoshida M. Microendoscopic decompression procedure for cervical radiculopathy and myelopathy: A prospective comparative study between conventional expansive laminoplasty and microendoscopic laminotomy for cervical myelopathy. Internet Journal of Minimally Invasive Surgical Technology, 2007, 140 (Pt 2) (1): 70-76.

[7] Kim J, Dong H H, Dong C L, et al. Biportal endoscopic unilateral laminotomy with bilateral decompression for the treatment of cervical spondylotic myelopathy[J]. Acta Neurochirurgica, 2021, 163(9): 2537-2543.

[8] Tao W, Hui W, Liu S, et al. Incidence of C_5 nerve root palsy after cervical surgery: A meta-analysis for last decade[J]. Medicine, 2017, 96(45): e8560.

第八章 UBE技术在胸椎病变中的应用

第一节 胸椎黄韧带钙化及硬膜钙化的 UBE 减压技术

一、胸椎黄韧带的相关解剖

了解胸椎黄韧带的解剖对于后入路手术来说非常重要。虽然黄韧带的肥厚增生在胸椎节段不如腰椎及颈椎节段多发，但是胸椎黄韧带骨化（ossification of ligamenta flava，OLF）要比颈椎及腰椎多见。因此切除后方肥厚增生的黄韧带或骨化的黄韧带是后方减压手术的根本。致病黄韧带的残留也会导致症状的残留。因此了解胸椎黄韧带的止点及边界，还有其与周围结构的关系对于开展后入路减压手术，无论是开放还是内镜技术来说都非常重要。在每个胸椎节段的椎板间隙，存在左、右两块黄韧带，两块黄韧带中间腹侧存在天然的分界线。通常黄韧带覆盖于头端椎板的腹侧及远端椎板的背侧。近端椎板下表面覆盖的黄韧带在中线的高度从上向下是逐渐减少的，而远端椎板表面背侧黄韧带的高度从上向下是逐渐增加的。黄韧带可向椎间孔区域延伸，但仅仅覆盖椎间孔的上半部分。T_1-T_2 节段椎间孔区域无黄韧带延伸。从临床角度来看，位于椎板下表面的黄韧带深层的近端是形成 OLF 的主要区域，该位置也决定了我们通常减压选择经椎板入路，而不是选择离此较远的椎板间隙入路。

二、胸椎黄韧带骨化症

黄韧带骨化在东亚国家是胸椎脊髓病变的主要致病因素，其发病例率要比胸椎后纵韧带骨化低，但是比胸椎间盘突出症高。其致病原因可概括为内因和外因。内因主要是基因或饮食原因，外因为局部生物力学的改变。由于该病全世界都有发病，所以近几年比较关注外因。但是与颈椎、腰椎等部位的较大的活动度不同，胸椎的活动度是小的。应力的增加导致黄韧带内 BMP-2、TGF-β 及 SOX 的增多，其内的成纤维细胞分化为成软骨细胞和成骨细胞，最终发展为黄韧带骨化。东亚国家发病率高的一个主要原因是其人群中经常采取频繁的蹲位劳作。当然很多代谢性疾病也可导致黄韧带骨化。所以 OLF 的具体形成机制现在还不确定。按照发生频率由高到低排序是下胸椎、上胸椎和中胸椎。其中 T_{10} 和 T_{11} 是好发部位。这可能与该部位的应力大有直接关系。

OLF 病程的发展是由最初的关节囊侧起始逐渐延伸到椎板间隙部分，横截面上看由后方逐渐延伸至硬膜表面。随着慢性压迫病程的延长，受累的脊髓也会出现缺血性损害表现。由于其隐匿和慢性进展的病情变化，诊断方面容易误诊和漏诊。典型的临床表现和影像学检查是确诊的主要依据。感觉异常、步态问题是常见的临床表现。放射性疼痛及痛温觉的消失少见。MRI 和 CT 是明确诊断的重要的影像学检查。如果患者合并腰椎管狭窄会使得诊断更加的不明确。

该病保守治疗基本上是不起作用的，如果病情进展应尽快手术。减压的方法包括椎板切开减压、椎板成形术、保留蛛网膜的椎板及骨化硬膜的整块切除、椎板及骨化硬膜整块切除后的缺损的移植修补及椎板切除钙化硬膜的漂浮处理。硬膜钙化的发生率还是很高的，有两个影像学的表现高度提示硬膜钙化：一个是逗点征，另一个是双轨征。减压后疗效并不是立竿见影，影响预后的因素很多，包括术前症状严重、确诊到手术的时间太长、突发症状、硬膜粘连或钙化、影像学表现严重、影像学提示髓内高信号、多节段病例及高龄等。当然早期诊断、早期治疗是疗效的保证。脊柱内镜微创治疗在颈椎及腰椎退行性病变治疗方面取得很大的成功，这得益于其对后方肌肉稳定结构的保护、放大清晰的术野。随着单侧双通道内镜（UBE）技术适应证的不断扩展，目前也有越来越多的专家将该脊柱内镜技术应用到胸椎黄韧带钙化及胸椎间盘突出病例，并获得满意的疗效，除了其放大清晰的操作术野以外，UBE 还可以使用很多高效的动力及器械来解决一些复杂的问题。本节重点介绍 UBE 处理 OLF 的相关技术细节。

三、适应证

胸椎黄韧带钙化症。

四、禁忌证

感染、肿瘤、严重的后纵韧带骨化。

五、术前准备

除常规术前准备外，最好去放射科透视确定病变节段的位置并进行标记，避免出现节段错误。

六、麻醉与体位

全身麻醉，术中深度肌肉松弛和控制性降压。患者一般采取俯卧位，胸部及双侧髂嵴垫高，腹部悬空。

七、手术步骤

UBE 胸椎管减压的内镜口与操作口的定位与腰椎类似（图 8-1-1）。红线是椎弓根的内缘线，水平蓝线是钙化部位的水平线，两线的交点近端 1.5 cm 为内镜通道，远端 1.5 cm 为操作通道。

首先做操作通道，依次切开皮肤及筋膜，置入一级导杆至棘突与椎板移行的位置，然后逐级置入扩张导管。同样的方法建立内镜通道，两个导杆应该汇聚在一起。

置入内镜注水，建立工作空间。内镜监视下使用大尺寸的等离子刀头清理椎板表面的软组织，显露出黄 - 粉交界位置（图 8-1-2），从这里开始使用磨钻将同侧椎板及骨化的黄韧带磨薄。如果磨开后发现偏内侧的脂肪组织，说明此时已经到达位于中央的脂肪组织，此处可使用薄刃的 1 mm 或 2 mm

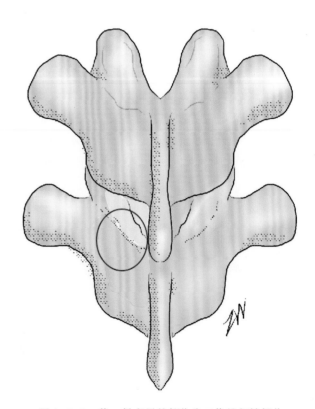

图 8-1-1　胸椎内镜通道与操作通道的定位　　　图 8-1-2　黄、粉交界的部位为工作的起始部位

130° 椎板咬骨钳逐渐扩大椎板减压范围。对于压迫重的区域，可在磨钻处理到还有"一层窗户纸"的厚度时使用薄细的 UBE 神经剥离子将薄层的椎板翘起减压，这样可真正做到硬膜无接触（dura no touch）（图 8-1-3、图 8-1-4）。遇到硬膜钙化的情况，可以将其磨薄漂浮，也可以小心地将其切除，但是留下蛛网膜。可覆盖生物蛋白胶修复。对侧的致压物的视野要比同侧看到的多。小刀头对对侧骨化与硬膜之间粘连分离非常有用。使用动力装置处理对侧骨化最好使用带保护鞘的磨钻。减压充分后放置引流管一根，缝合关闭刀口。

UBE 处理胸椎黄韧带钙化

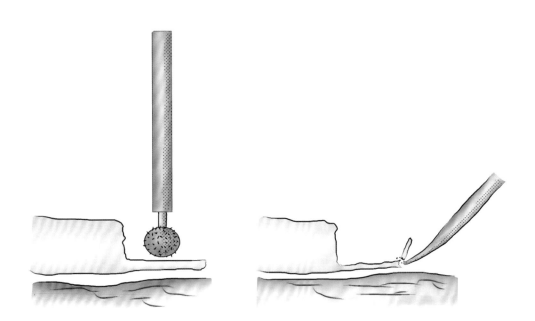

图 8-1-3　将椎板磨薄，使用细剥离子将骨片翘起，做到硬膜无接触（dura no touch）

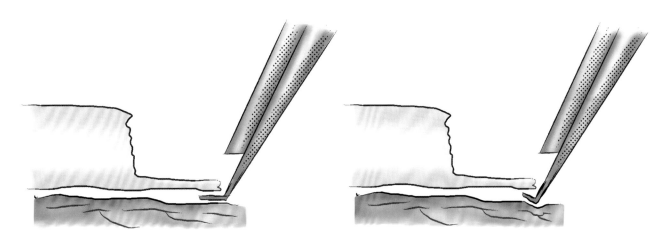

图 8-1-4　选择 130° 的薄刃椎板咬骨钳可做到硬膜无接触（dura no touch）

八、术后处理

术后常规使用预防剂量的抗生素。视引流情况，无脑脊液漏情况一般 24~48 小时后拔除引流管。若存在脑脊液漏一般 5~7 天后拔除。

九、手术技巧与注意事项

1. 我们一般选择的是椎间隙（translamina）入路，而不是椎板间（interlamina）入路，因为 OLF 的好发部位通常位于椎板下表面的黄韧带深层的近端止点。胸椎的椎板间隙距离椎间隙及病变部位都有距离，所以不可能选择像腰椎那样的椎板间入路

（图 8-1-5 ）。

2. 胸椎椎板在镜下的面积大，从哪里开始是关键问题。通常在镜下识别黄韧带浅层向远端的延续部分为起点最合适，因为它的远端延续也就是黄韧带深层的近端起点部分，有时候是连在一起的。在镜下有一个所谓黄 - 粉颜色的交界线（图 8-1-6 ），这是减压的起始点。胸椎 OLF UBE 减压也是单侧入路双侧减压的过程，减压范围见图 8-1-7。

3. 可以选择 130° 薄刃的 1 mm 或 2 mm 枪钳，也可将椎板磨薄了使用神经剥离子撬剥，真正做到硬膜无接触，避免术中损伤神经脊髓结构。传统的椎板蚕食的方法风险是高的。

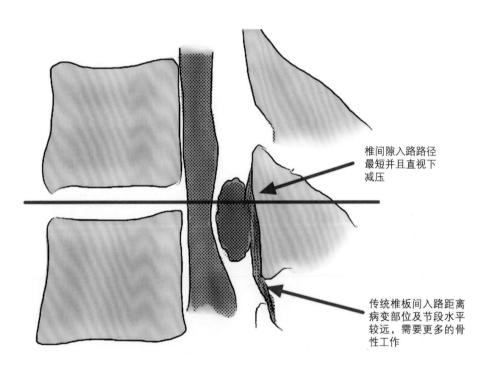

椎间隙入路路径最短并且直视下减压

传统椎板间入路距离病变部位及节段水平较远，需要更多的骨性工作

图 8-1-5　椎间隙入路

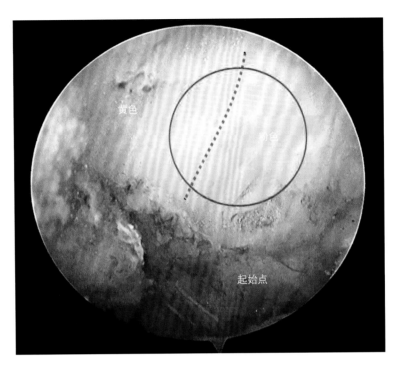

图 8-1-6　黄 - 粉交界处为减压起始点

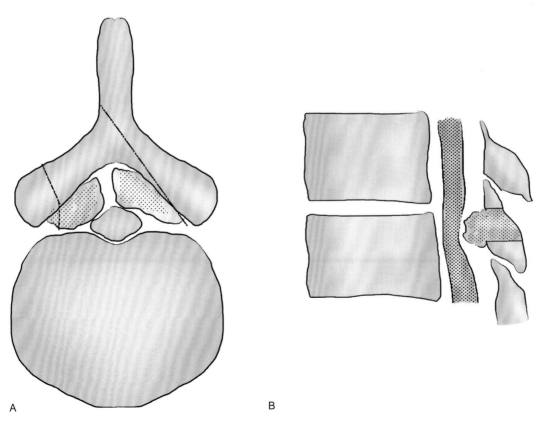

图 8-1-7　A、B. 胸椎 OLF 的 UBE 减压范围

4.术前一定阅片评估是否存在硬膜骨化，做到心中有数。术中根据情况选择将其磨薄漂浮还是切除后保留蛛网膜并填塞明胶海绵或生物胶蛋白。

5.减压范围要足够，头尾端一定要超过最窄的部分，内外侧一定要超过硬膜的外缘。

6.血肿的预防非常关键，减压完成后可常规覆盖明胶海绵，放置引流管。结束手术在骨面上涂抹骨蜡来避免停水后静水压消失后的骨面渗血。

十、典型病例

女性，55岁，T_1-T_2 OLF，脊髓受压，有双下肢神经受压症状。走路不稳。行 UBE 单侧入路双侧减压。术前、术中及术后情况见图 8-1-8～图 8-1-14。

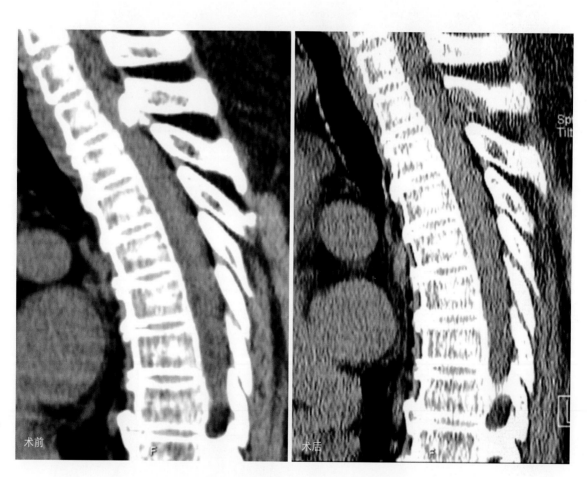

图 8-1-8 术前、术后 CT 的对比

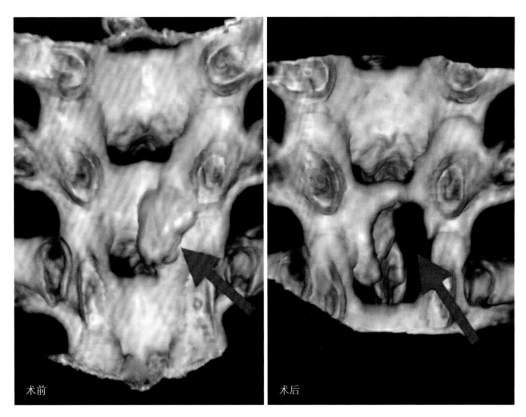

图 8-1-9　术前、术后骨三维重建冠状面对比

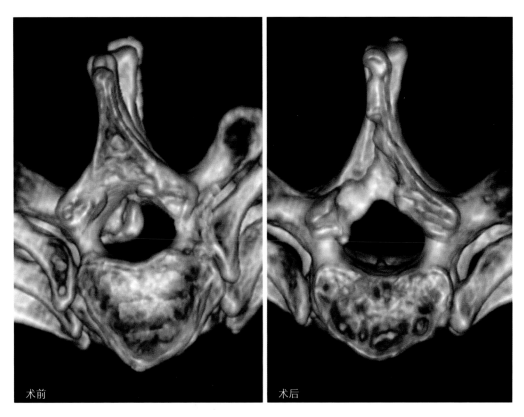

图 8-1-10　术前、术后骨三维重建横断面对比

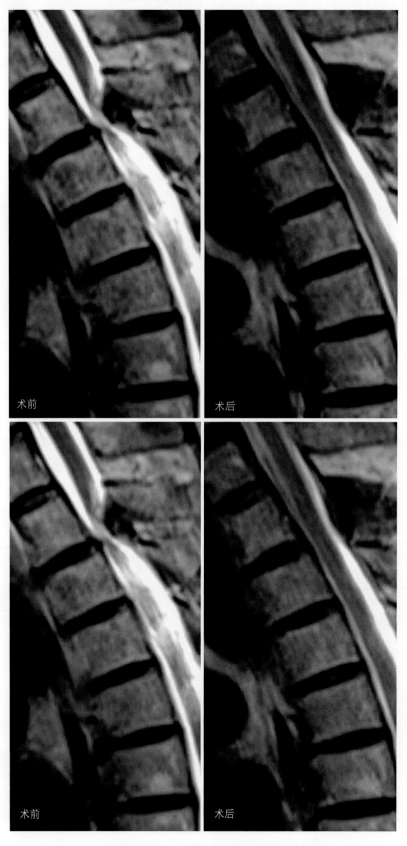

术前

术后

术前

术后

图 8-1-11　术前、术后 MRI 对比

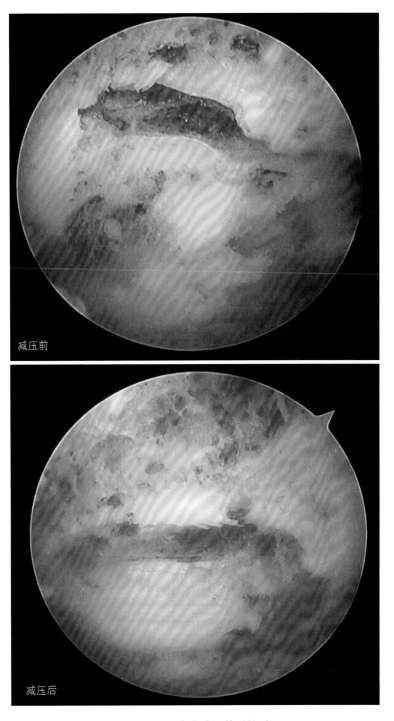

图 8-1-12　术中减压前后的对比

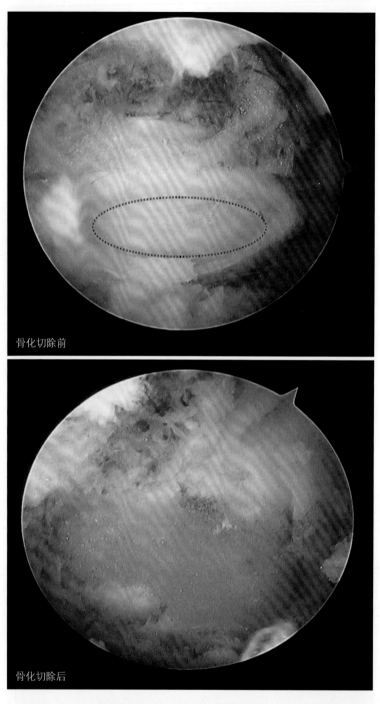

骨化切除前

骨化切除后

图 8-1-13　硬膜存在骨化，切除后蛛网膜还在，覆盖明胶海绵

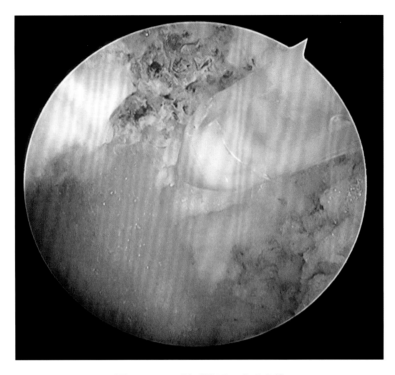

图 8-1-14 最后放置一个引流管

（张 伟 朱 杭）

第二节 胸椎间盘突出 UBE 摘除术

一、概述

胸椎间盘突出症是非常少见的。由于胸廓的限制，胸椎的活动度少，所以其发生退变突出的概率比颈椎及腰椎活动度大的节段要小。70% 的胸椎间盘突出是没有症状的，超过 75% 的胸椎间盘突出发生于 T_8 以下的节段，以 T_{11}-T_{12} 节段居多，这可能是这个区域活动度大的缘故。主诉方面没有很好的特异性，通常是单侧的放射痛、束带感、胸腹部的放射痛等，有时症状会随着咳嗽或喷嚏而出现或加重，查体最常见的是双下肢肌力减退。MRI 是重要的影像学检查，可明确突出的类型、位置及节段。CT 检查可明确突出物的软硬。胸椎段的脊髓几乎填满整个椎管，所以胸椎间盘突出后会压迫脊髓，其脊髓损害症状是非常严重的。保守治疗无效的情况下，应该早期诊断、早期治疗。胸椎间盘切除术是主要的治疗手段。后入路的椎板切除由于脊髓的可牵拉程度低而逐渐放弃。开胸的前方入路创伤较大。经常使用的其他入路和技术包括外侧腔外入路、肋骨椎骨横突切除术，这些入路和技术逐渐为脊柱微创技术所采纳和使用，出现了胸腔镜及脊柱内镜监视下的胸椎间盘切除术，这大大减少了胸椎间盘切除术的创伤和并发症发生率。单侧双通道脊柱内镜（UBE）技术在此方面也有很多优势。本节重点介绍 UBE 技术在胸椎间盘突出症中的应用。

二、适应证

各种类型的胸椎间盘突出症。

三、禁忌证

感染、肿瘤、严重的后纵韧带骨化及黄韧带骨化。

四、麻醉与体位

气管插管全身麻醉，术中深度肌肉松弛和控制性降压。患者一般采取俯卧位，胸部及双侧髂嵴垫高，腹部悬空。

五、手术步骤

UBE 胸椎间盘突出切除术内镜口及操作口的定位参照突出的类型。位于椎间隙平面的突出，一般水平红线位于椎间隙水平，纵行红线位于椎弓根外缘外侧旁开 1.5 cm 的距离，水平红线与纵行蓝线的交点近端 1.5 cm 为内镜通道，远端 1.5 cm 为操作通道（图 8-2-1）。第一 dock（着陆）点位于关节突关节。如果脱出的髓核向上游离，需要经椎弓根入路，定位的水平线位于峡部位置。Dock 点位于峡部位置。对于普通软性旁正中突出，将关节突关节去除外侧 1/3 的范围（图 8-2-2），显露出肋间神经及硬膜外缘，切除突出的间盘。对于向上脱出的髓核，磨除部分椎弓根下壁及峡部骨质，显露出肋间神经，于腋窝位置寻找脱出的间盘组织并将其切除（图 8-2-3）。对于钙化的间盘突出或偏中央的突出，需要合并半椎板的切除（图 8-2-4）。下胸椎病例，需要对侧椎板去皮质化植骨，经皮螺钉固定。对于腹侧突出的间盘的观测可使用 30° 镜进行观察。做椎体终板侧的部分切除及椎间隙处理，将硬化的突出推向下方（图 8-2-5）。完成间盘切除减压工作，充分止血，常规放置引流管。缝合关闭刀口。

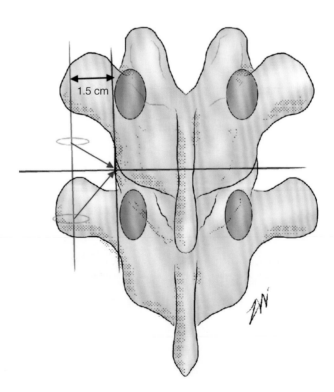

图 8-2-1　定位

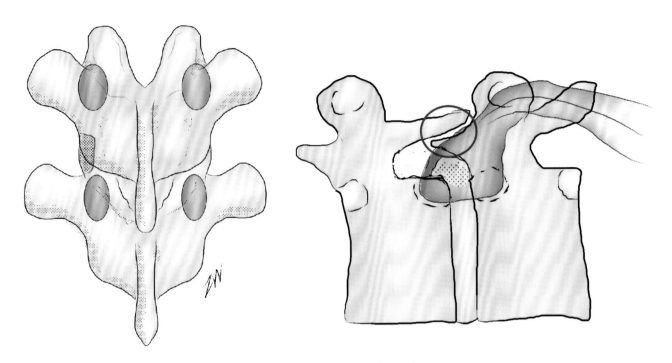

图 8-2-2 经椎间孔入路切除范围

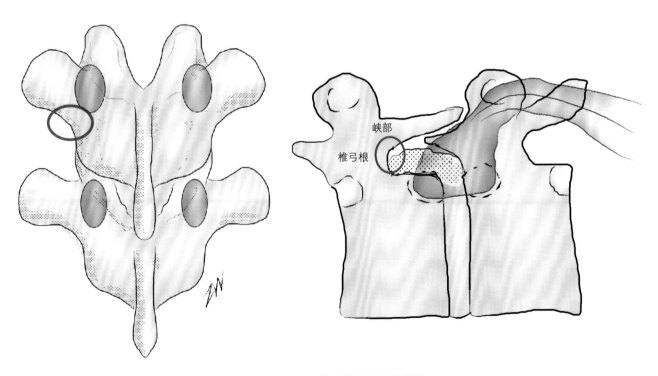

图 8-2-3 经椎弓根入路切除范围

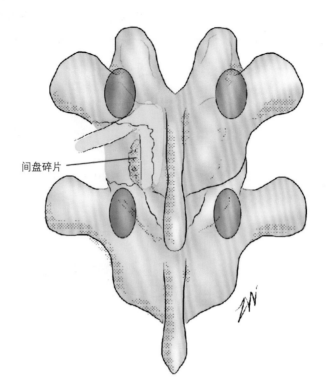

间盘碎片

图 8-2-4　半椎板切除合并关节突切除结合对侧去皮质化植骨及经皮椎弓根螺钉固定

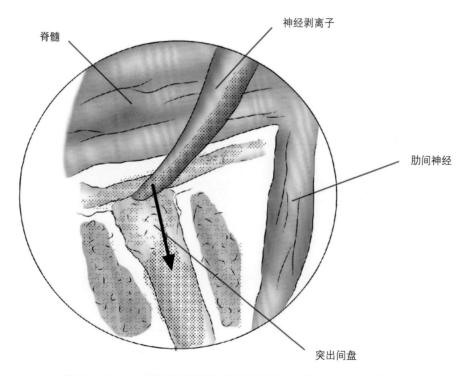

脊髓

神经剥离子

肋间神经

突出间盘

图 8-2-5　30°镜监视下使用神经剥离子将突出物向间隙方向推动

六、术后处理

术后常规使用预防剂量的抗生素。视引流情况，一般 24~48 小时拔除引流管。

七、手术要点及技巧

1. 入路选择方面，对于软性的突出，通常选择经椎间孔（transforaminal）入路或经椎弓根（transpedicle）入路。对于硬性突出，通常选择经椎间孔入路或半椎板切除合并关节突切除结合对侧去皮质化植骨及经皮椎弓根螺钉固定。经典的经椎间孔入路见图 8-2-6~ 图 8-2-8。

2. 工作的初始空间建立好，可采用透视来确定镜下的解剖位置。

3. 操作需要足够的空间，将对硬膜的干扰降至最小。

4. 腹侧的观察可使用广角的 30° 镜。

5. 单手扶持磨钻一定要稳定。

6. 在有腰椎手术经验的基础上再进行颈椎和胸椎手术操作。

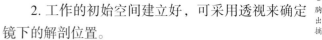
胸椎间盘突出症 UBE 摘除术

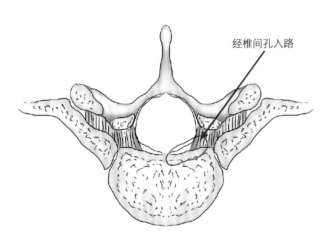

经椎间孔入路

图 8-2-6　经椎间孔入路

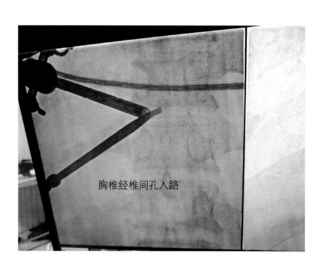

胸椎经椎间孔入路

图 8-2-7　经椎间孔入路神经剥离子可到达中线

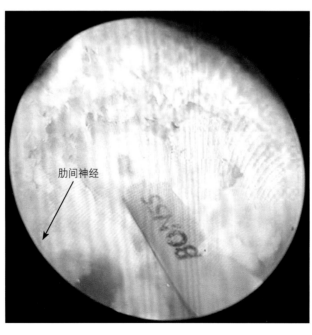

肋间神经

图 8-2-8　经椎间孔入路显露的肋间神经

八、小结

UBE 使用的内镜细小，活动度大，视野放大开阔，水介质手术，使视野更加清晰，对于脊髓旁的操作更加安全。结合开放手术的动力和器械，操作效率更高，处理疾病的复杂程度更高。针对胸椎间盘突出的位置、类型选择合适的入路及技术，仔细操作，可获得优良的手术效果。

（张　伟　何永江）

参考文献

[1] Kim JY, Ha JS, Lee CK, et al. Biportal endoscopic posterior thoracic laminectomy for thoracic spondylotic myelopathy caused by ossification of the ligamentum flavum: technical developments and outcomes[J]. Neurospine, 2023, 20(1): 129-140.

[2] Deng Y, Yang M, Xia C, et al. Unilateral biportal endoscopic decompression for symptomatic thoracic ossification of the ligamentum flavum: a case control study[J]. Int Orthop, 2022, 46(9): 2071-2080.

[3] Kang MS, Chung HJ, You KH, et al. How I do it: biportal endoscopic thoracic decompression for ossification of the ligamentum flavum[J]. Acta Neurochir (Wien), 2022, 164(1): 43-47.

第九章　UBE手术并发症及应对措施

第一节　硬膜撕裂及修复

一、概述

与传统的脊柱外科开放手术类似，硬膜撕裂也是UBE手术中常见的并发症之一，其发生率为1.6%~13.2%。硬膜囊区域的硬膜撕裂发生率最高，多发生于使用磨钻进行对侧减压时，以及使用椎板咬骨钳或髓核钳切除靠近中线的黄韧带时。出口根附近的硬膜撕裂多发生于极外侧入路去除椎间孔韧带时。走行根附近的硬膜撕裂多发生于髓核摘除术中拉开神经根显露椎间盘时，以及器械反复进出取出髓核时。硬膜撕裂若不及时处理，将导致持续的脑脊液漏、假性硬膜膨出形成，表现为头痛、恶心、腰痛等，甚至出现神经根受压、脑膜炎和颅内出血等更加严重的并发症。

二、危险因素及预防措施

（一）退行性腰椎管狭窄症

硬膜撕裂在退行性腰椎管狭窄症患者中的发生率（3.7%）明显高于腰椎间盘突出症患者（2.1%），并且ULBD术中硬膜撕裂风险比髓核摘除术和ULIF更高。这是由于退行性腰椎管狭窄症会使硬膜紧贴棘突基底部和对侧椎板，ULBD术中"过顶"时存在一定的视野盲区，此时若盲目使用磨钻或椎板咬骨钳进行减压容易撕裂硬膜。术前CT发现黄韧带钙化也是硬膜撕裂的危险因素之一。在一些严重狭窄的病例中，黄韧带和硬膜甚至会出现粘连，在切除黄韧带时将会直接对硬膜产生牵扯，导致硬膜撕裂。同时，术中使用骨刀进行骨性减压时，骨刀锋利的边缘极易损伤硬膜，须谨慎使用。

（二）膜椎韧带

膜椎韧带（meningovertebral ligamcnts）是脊髓硬膜与周围椎管壁存在的网状韧带结构，分布在硬膜囊的腹侧及背侧，其中腹侧的膜椎韧带又称Hoffmannn韧带，其外观从薄条状到厚片状，厚度和形状各不相同（图9-1-1）。膜椎韧带直接与椎管内小血管的血管壁相连，在硬膜外腔的后部将硬膜连于后方的椎板和黄韧带处，用力牵扯黄韧带则可使膜椎韧带连同部分附着部的硬膜后壁及血管撕脱。膜椎韧带主要分布在中线或靠近中线表面，术中在生理盐水水压的作用下，硬膜在中线附近容易产生褶皱（图9-1-2），若使用椎板咬骨钳切除黄韧带时不够仔细，可能会发生硬膜撕裂。该褶皱通常隐藏在硬膜外脂肪组织下，因此，建议在硬膜外脂肪的上方进行对侧减压。膜椎韧带的解剖与硬膜撕裂关系密切，术中对膜椎韧带的辨识以及分离对于减少硬膜撕裂的发生相当重要。

（三）预防措施

1. 黄韧带应从其椎板起点到止点处完全游离，可以对黄韧带浅层进行仔细探查和切除，但深层黄韧带建议保存到手术最后再切除。

2. 分离黄韧带与硬膜时，提前探查并切断膜椎韧带，并在生理盐水水流下用神经剥离子或刮匙将二者完全分离。

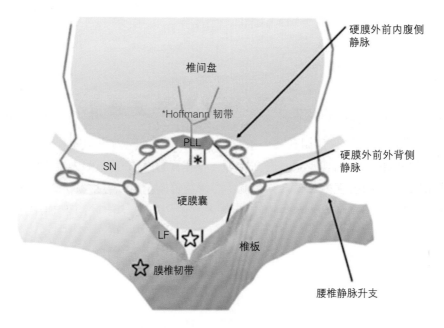

图 9-1-1   膜椎韧带位置示意图

*：硬膜囊腹侧的膜椎韧带（Hoffmann 韧带）。☆：硬膜囊背侧膜椎韧带。
SN：spine nerve，脊神经；LF：ligamentum flavum，黄韧带；PLL：posterior longitudinal ligament，后纵韧带

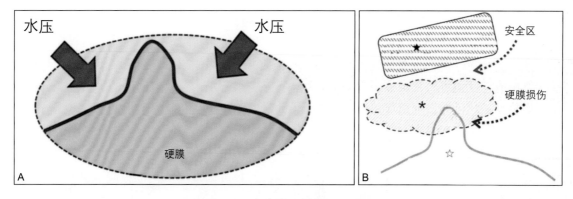

图 9-1-2   中线附近硬膜易发生褶皱

★：黄韧带；＊：硬膜外脂肪；☆：硬膜中央褶皱。

3.在操作时必须有清晰的视野，避免盲目使用磨钻或咬骨钳——术中出血的控制和顺畅的生理盐水冲洗则是保证视野清晰的关键。

三、处理措施

（一）观察及卧床休息

如若术中发生硬膜撕裂，首先使用3 mm的磨钻对裂口的长度进行初步估计。对小于4 mm的硬膜裂口，降低水压，在保证出水顺畅的情况下，可以继续手术，并将手术时间尽量控制在30~60分钟，术后采取绝对卧床休息和密切观察——在脊髓蛛网膜完整的情况下，小的硬膜撕裂不会导致脑脊液渗漏；对于大于12 mm的裂口则建议直接行硬膜修补。

（二）明胶海绵或纤维蛋白胶补片

由于内镜下空间较小，多数情况下可以使用明胶海绵、纤维蛋白胶补片或脂肪瓣等材料覆盖裂口（图9-1-3）。首选材料是纤维蛋白胶补片，其表面覆盖了人纤维蛋白原和凝血酶用于抗凝——这种涂层很容易黏附在硬膜上。但是，如果硬膜撕裂过大、神经根突出，则纤维蛋白胶补片也不容易固定在撕裂的硬膜上，建议直接行硬膜修补术。

（三）钛夹

在开放手术中，非穿透型钛夹已经被用于硬膜撕裂的修复。钛夹最初是为腹腔镜手术而设计的，用于固定腔内组织或夹闭血管，单通道内镜工作套管直径太小，无法置入钛夹。但是UBE的操作通道完全可以容纳钛夹，并有可能在过程中调整角度，已有学者将其用于UBE下修复撕裂的硬膜（图9-1-4）。然而，内镜下硬膜区域的器械操作空间毕竟有限，一些边缘不规则的硬膜撕裂可能不适合使用钛夹进行修复。

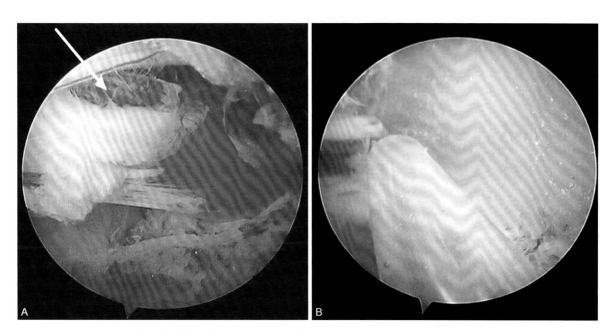

图9-1-3　白色箭头位置为根袖部位的硬膜撕裂。裂口较小，仅覆盖明胶海绵，放置引流管

UBE 下硬
膜修复

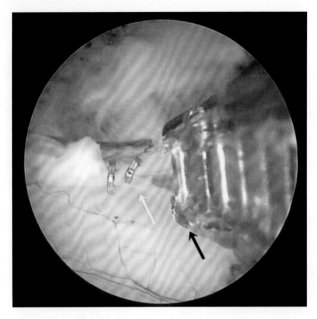

图 9-1-4 使用非穿透性钛夹（黑色箭头）修复硬膜撕裂（黄色箭头）

（四）硬膜修补术

对于较大的硬膜撕裂，可以镜下使用普通的持针器及缝合针进行缝合修复，并使用特殊的推结器打结（图 9-1-5），缝合后覆盖明胶海绵或生物胶。术后常规放置引流管，卧床观察 1 周。关注术后引流情况，预防感染，对症处理。如果马尾从硬膜裂口疝出，可在内镜口及操作口之间附加一个辅助切口，通过辅助通道将马尾还纳入蛛网膜腔，并维持复位，经操作口放入一块小的明胶海绵堵塞避免马尾再次疝出，然后行缝合关闭硬膜，打结时使用筋膜管可以避免软组织嵌入（图 9-1-6、图 9-1-7）。

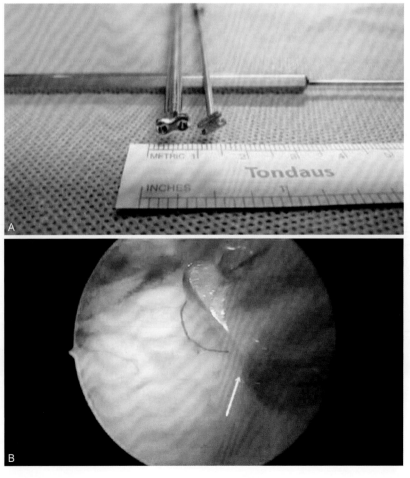

图 9-1-5 推结器及其使用

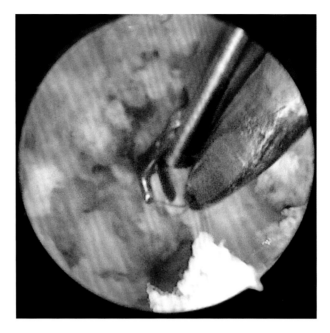

图 9-1-6　辅助切口及操作口分别置入器械进行缝合打结工作

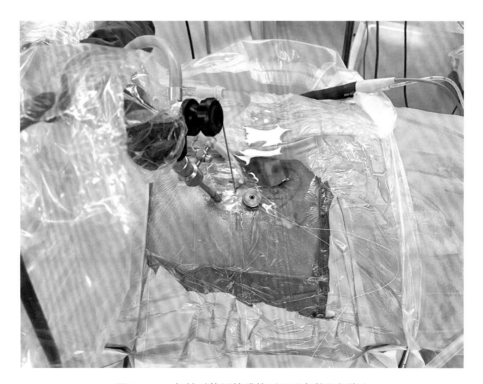

图 9-1-7　打结时使用筋膜管可以避免软组织嵌入

（项　东　张志敬）

第二节　硬膜外血肿

一、概述

UBE 技术的另一个常见并发症是术后硬膜外血肿（postoperative spinal epidural hematoma，PSEH），发生率为 23.6%~24.7%，患者通常在术后 24 小时内表现出肢体运动障碍和膀胱功能障碍等症状。硬膜外血肿在术后 MRI 上发现概率较高，而出现症状的患者较少；但即便如此，若硬膜外血肿直径占椎管直径的 50% 以上（图 9-2-1），患者将出现肌无力、严重的放射痛和马尾综合征等症状。椎旁肌、骨膜纤维层和血肿表面密集的纤维组织可以形成硬膜外纤维化，并且血肿消散后常出现瘢痕组织过度增生，这些因素限制了硬膜扩张，即使术中减压充分可能也难以达到预期疗效。

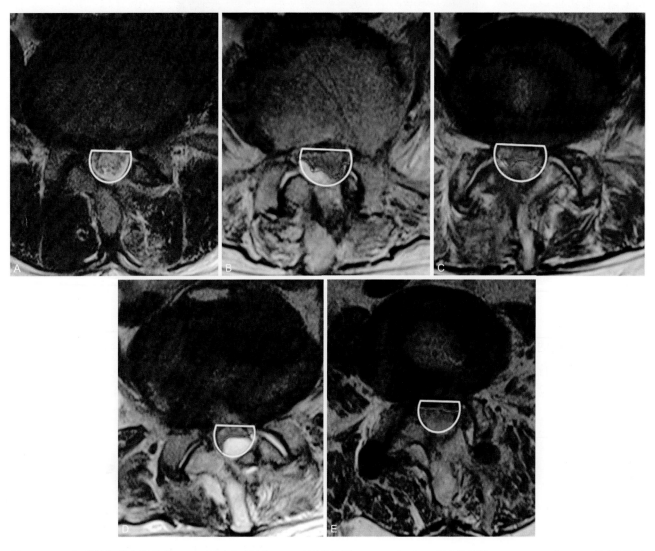

图 9-2-1　术后硬膜外血肿分级。A：0 级（无血肿），B：1 级（椎管受压 <25%），C：2 级（椎管受压 25%~50%），D：3 级（椎管受压 50%~75%），E：4 级（椎管受压 >75%）

二、危险因素及预防措施

(一)危险因素

硬膜外血肿的危险因素包括女性、70岁以上高龄、术前服用抗凝药物、多节段手术、高血压及使用水泵。此外，退行性腰椎管狭窄症的患者，因椎管狭窄长期压迫椎管内静脉丛，导致椎管内静脉丛血管壁较薄，减压后椎管压力下降，容易引起血管破裂出血，引起硬膜外血肿。

(二)预防措施

性别、年龄作为不可控制的客观因素，而抗凝药术前应常规停用；因此，除了避免多节段手术外，高血压患者的管理、水泵的压力控制就成为了预防硬膜外血肿的关键。

1.围术期血压管理 高血压患者需要对围手术期血压进行严格控制，术前应保证血压稳定在140/90 mmHg以下，术中收缩压在100 mmHg以下，复苏后血压升高不超过50 mmHg。血压管理较差的高血压患者复苏后血压升高更明显，而血管内压力变化过大有可能导致隐性出血，引起硬膜外血肿。

硬膜外血肿的处理

2.水泵的使用 水泵以恒定的压力进行持续灌注会在工作空间内产生较高的水压，掩盖静脉出血，看似已经彻底止血，但手术结束后切口内部仍有持续性渗血。而当使用悬吊的生理盐水时，工作空间内的静水压可以维持在相对稳定的状态（而不是维持恒定的灌注压力），有学者发现在停止使用水泵后硬膜外血肿的发生率显著降低。因此，首先使用悬吊的3 L生理盐水进行灌注，悬吊高度70~100 cm。其次，若要使用水泵，建议设置水泵的压力在30~50 mmHg。

三、处理措施

术后早期应密切监测，如果怀疑术后硬膜外血肿发生，24小时内应进行MRI检查。约43%的症状性硬膜外血肿病例在术后第4天或之后才出现症状，因此术后1周的时间内都要密切关注是否有对应症状的出现。大部分血肿通常不会引起症状，因此减压后的仔细止血和常规放置引流装置是预防术后血肿形成的常规措施。如果血肿压迫超过椎管面积的50%，并且合并神经症状时，需要翻修手术清理血肿。

第三节 神经根损伤及其他

一、神经根损伤

术中不规范的操作和射频的热损伤是神经根损伤的主要原因。首先，建议不要在椎管内使用关节镜的90°射频消融刀头，其会对神经结构造成更大的热损伤。其次，无论是采用何种射频消融电极，在神经结构周围进行止血时，都应该降低功率，避免损伤神经结构。最后，不可长时间、持续性地使用射频消融，避免低温导致蛋白质变性引起神经损伤。此外，术中使用椎板咬骨钳或髓核钳时应动作轻柔，仔细辨认神经结构，避免机械损伤。

二、感染

UBE手术与关节镜、单孔椎间孔镜手术类似，整个手术过程是在不间断的生理盐水灌注过程中进行，所以感染概率较低。感染发生的主要原因可能是手术时间过长或U型引流槽设计不当导致护皮膜被生理盐水浸泡。因此，UBE术中需要保证出水顺畅，避免积水；减压完成后，在灌注盐水中加入可局部外用的抗生素进一步预防感染的发生；手术时间较长的病例术后可以适当延长抗生素使用时间。

三、颅内压升高

UBE术中操作空间内静水压过高会使颅内压升高，随着术中颅内压的升高，脑的自我调节机制将使血压升高，以维持正常的脑灌注压——这将导致出血更严重，而促使术者提高水压，形成恶性循环。颅内压的升高可能导致术后头痛，甚至诱发癫痫；还有可能引起视网膜出血，表现为术后失明。

术中保持顺畅出水可以避免颅内压升高，充分切开筋膜（十字形）或使用 UBE 拉钩、半套管辅助可以建立顺畅的出水通道。术后若出现颈部疼痛、头痛、视物模糊或嗜睡应当引起重视——这可能是癫痫发作的前驱症状。

四、棘突骨折

UBE-ULBD 手术时，棘突基底部是到达对侧的"门槛"。如果棘突基底部骨质处理过多的话，很容易引起棘突基底部的骨折（图 9-3-1），主要表现为术后的腰痛症状。镜下仔细识别棘突基底部的界限是预防此类并发症的关键。在对棘突与椎板交界部位进行磨削时，显露出同侧黄韧带与对侧黄韧带的分界后，即可明确位于其上方的棘突位置，此时不能再向对侧进行磨削处理，可仅限于其下方的骨质的有限磨除。

五、肌肉及软组织损伤

肌肉及软组织损伤往往发生于 UBE 技术开展的早期，术者对 UBE 基础理论及技术了解不够或对顺畅出水控制不好（图 9-3-2）。UBE 技术经多裂肌三角创建工作空间，需要剥离多裂肌止点，而在椎旁肌中，多裂肌是最容易受到损伤的，因为它们只由脊神经背内侧支支配，且相互之间缺乏交通支；多裂肌的损伤和萎缩与术后腰背痛、功能障碍等并发症密切相关。

预防措施是初始空间建立时不可直接穿过多裂肌，要沿椎板剥离多裂肌止点后在多裂肌三角中建立空间，并且建立顺畅的出水。另外，使用射频消融电极时要间断性使用，而不能在某一局部长时间连续使用，从而避免软组织的热灼伤。

六、再狭窄

再狭窄的常见原因是椎间隙的塌陷导致，椎间隙高度的丢失必然引起上位椎体椎板的下移，从而导致中央椎管再次狭窄。上关节突的上移可导致神经根孔出口根的卡压，对于初次行椎管狭窄 UBE 椎管减压的病例，如果椎间盘突出不明显，应该尽量避免破坏椎间盘及相应的椎间隙。另外，用磨钻处理上位椎体椎板的下表面进行椎板下成形直至足够的宽度可以在一定程度上预防因椎间隙塌陷导致的再狭窄问题（图 9-3-3）。

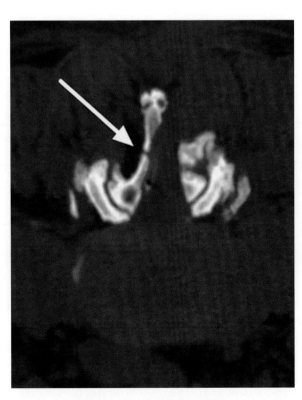

图 9-3-1　棘突基底部骨折

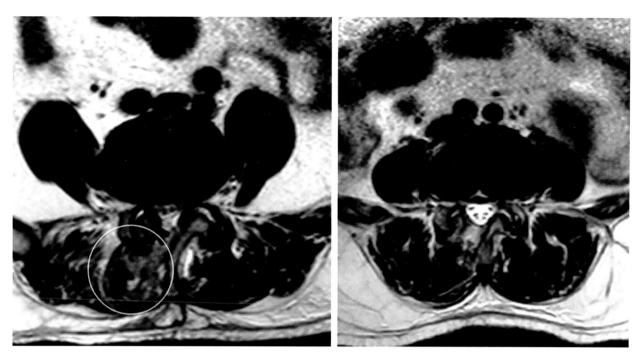

图 9-3-2 两个病例术后复查 MRI 提示左侧病例肌肉软组织水肿明显

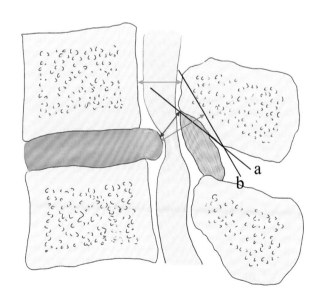

图 9-3-3 避免术后椎管再狭窄。a 线为黄韧带切除后切线，b 线为上位椎板椎板下成形线；减压术后椎间盘到 a 线的距离（红双箭头）或到 b 线的距离（蓝双箭头）应该与正常的椎管径线（绿双箭头）相等

（许锦超 阙彬 曲丕盛）

参考文献

[1] Lee H G, Kang M S, Kim S Y, et al. Dural injury in unilateral biportal endoscopic spinal surgery[J]. Global Spine J, 2021, 11(6): 845-851.

[2] Hong Y H, Kim S K, Suh D W, et al. Novel instruments for percutaneous biportal endoscopic spine surgery for full decompression and dural management: A comparative analysis[J]. Brain Sci, 2020, 10(8): 516.

[3] Park H J, Kim S K, Lee S C, et al. Dural tears in percutaneous biportal endoscopic spine surgery: Anatomical location and management[J]. World Neurosurg, 2020, 136: e578-e585.

[4] Kim J E, Choi D J, Park E J. Risk factors and options of management for an incidental dural tear in biportal endoscopic spine surgery[J]. Asian Spine J, 2020, 14(6): 790-800.

[5] Müller S J, Burkhardt B W, Oertel J M. Management of dural tears in endoscopic lumbar spinal surgery: A review of the literature[J]. World Neurosurg, 2018, 119: 494-499.

[6] Uchikado H, Nishimura Y, Hattori G, et al. Micro-anatomical structures of the lumbar intervertebral foramen for full-endoscopic spine surgery: Review of the literatures[J]. J Spine Surg, 2020, 6(2): 405-414.

[7] 陈荣滋, 陈培基, 陈昆, 等. 胸背部膜椎韧带的解剖观测及其临床意义[J]. 大连医科大学学报, 2019, 41(05): 396-400.

[8] 史本超, 李宏亮, 丁自海, 等. 腰骶部硬膜背部膜椎韧带的观测及其临床意义[J]. 中国脊柱脊髓杂志, 2011, 21(12): 1006-1010.

[9] Choi D J, Kim J E. Efficacy of biportal endoscopic spine surgery for lumbar spinal stenosis[J]. Clin Orthop Surg, 2019, 11(1): 82-88.

[10] Menon S K, Onyia C U. A short review on a complication of lumbar spine surgery: CSF leak[J]. Clin Neurol Neurosurg, 2015, 139: 248-251.

[11] Ruetten S, Komp M. Endoscopic lumbar decompression[J]. Neurosurg Clin N Am, 2020, 31(1): 25-32.

[12] Park M K, Park S A, Son S K, et al. Clinical and radiological outcomes of unilateral biportal endoscopic lumbar interbody fusion (ULIF) compared with conventional posterior lumbar interbody fusion (plif): 1-year follow-up[J]. Neurosurg Rev, 2019, 42(3): 753-761.

[13] Kim J E, Choi D J, Kim M C, et al. Risk factors of postoperative spinal epidural hematoma after biportal endoscopic spinal surgery[J]. World Neurosurg, 2019, 129: e324-e329.

[14] Kim J E, Choi D J, Park E J. Evaluation of postoperative spinal epidural hematoma after biportal endoscopic spine surgery for single-level lumbar spinal stenosis: Clinical and magnetic resonance imaging study[J]. World Neurosurg, 2019, 126: e786-e792.

[15] Liu J M, Deng H L, Zhou Y, et al. Incidence and risk factors for symptomatic spinal epidural haematoma following lumbar spinal surgery[J]. Int Orthop, 2017, 41(11): 2297-2302.

[16] Fujiwara Y, Manabe H, Izumi B, et al. The impact of hypertension on the occurrence of postoperative spinal epidural hematoma following single level microscopic posterior lumbar decompression surgery in a single institute[J]. Eur Spine J, 2017, 26(10): 2606-2615.

[17] Kim W, Kim S K, Kang S S, et al. Pooled analysis of unsuccessful percutaneous biportal endoscopic surgery outcomes from a multi-institutional retrospective cohort of 797 cases[J]. Acta Neurochir (Wien), 2020, 162(2): 279-287.

[18] Anno M, Yamazaki T, Hara N, et al. The incidence, clinical features, and a comparison between early and delayed onset of postoperative spinal epidural hematoma[J]. Spine (Phila Pa 1976), 2019, 44(6): 420-423.

[19] Kang T, Park S Y, Lee S H, et al. Assessing changes in cervical epidural pressure during biportal endoscopic lumbar discectomy[J]. J Neurosurg Spine, 2020: 1-7.

[20] Wu J, Fang Y, Jin W. Seizures after percutaneous endoscopic lumbar discectomy: A case report[J]. Medicine (Baltimore), 2020, 99(47): e22470.

索 引